마흔에 시작하는
눈이 좋아지는 습관

40 SAI KARA ME GA YOKUNARU SHUKAN
by Sawako Hibino, Yasutaka Hayashida
Copyright(C)Sawako Hibino, Yasutaka Hayashida
All rights reserved.

Originally published in Japan by SEISHUN PUBLISHING CO., LTD., Tokyo.
Korean translation rights arranged with
SEISHUN PUBLISHING CO., LTD., Japan.
Throughthe English Agency (Japan) Ltd. and Eric Yang Agency

마흔에 시작하는

눈이 좋아지는 습관

피로는 ○ 없애고
노안은 ○ 막는다

히비노 사와코, 하야시다 야스타카 지음

위정훈 옮김

이덴슬리벨

당신이 지금 몇 살이든, 눈은 다시 좋아질 수 있다!

- 언제부턴가 스마트폰 화면이 흐릿해 보인다.
- 책이나 신문을 볼 때 나도 모르게 멀리 떨어뜨려서 읽는다.
- 주변이 조금만 어두워도 사물이 잘 안 보인다.

요즘 이런 증상을 느끼는가? 그렇다면 분명히 눈의 노화, 즉 노안의 증상을 겪고 있는 것이다. 노안 증상은 일반적으로 40대 이후부터 나타나기 시작한다. 다음 페이지에 나오는 노안 자가 진단을 해보자.

노안 자가 진단: 내 눈은 괜찮을까?

☐ 저녁에는 주변이 잘 보이지 않는다.

☐ 작은 글자는 읽기가 힘들다.

☐ 글자를 읽는 것이 불편하다.

☐ 문자 메시지를 주고받을 때 오타가 많아졌다.

☐ 책이나 신문을 읽을 때 약간 떨어뜨려서 읽으면 더 잘 보인다.

☐ 어깨 결림이나 두통이 전보다 심해졌다.

☐ 오랜 시간 일하거나 작업을 하면 눈이 심하게 피곤하다.

☐ 시야가 흐릿하고 안개가 낀 것처럼 뿌옇게 보인다.

☐ 밝음과 어두움에 눈이 적응하기까지 시간이 걸린다.

☐ 급격한 원근의 변화에 초점이 잘 맞춰지지 않는다.

☐ 빛이나 조명이 눈부시다고 느낀 적이 많다.

☐ 달리는 차나 전철의 차체에 쓰인 글자를 읽지 못한다.

☐ 걷다가 무언가에 부딪히거나 계단에서 발을 헛디디는 일이 자주 있다.

☐ 안경(근시용)을 벗으면 더 또렷하게 보인다.

위의 증상들이 모두 노안 때문이라고는 볼 수 없다(부록에 실린 안구 건조증, 백내장, 녹내장, 가령 황반변성이 원인이기도 하다). 하지만 체크한 항목의 수가 많을수록 눈의 노화가 더 많이 진행되었다고 말할 수 있다. 그런 사람은 당장 대책을 세워야 한다. 왜냐하면 노안은 '눈만 노화한' 것이 아니기 때문이다.

노안은 40대에 시작된다지만, 요즘은 컴퓨터나 스마트폰을 많이 사용하면서 20대나 30대에 노안이 온 사람도 적지 않다. 오랜 시간 컴퓨터, 스마트폰을 계속 보면 눈의 초점 조절력이 떨어지기 때문이다. 즉 40대 이후에 오는 노안과 눈을 혹사해서 생긴 젊은 노안은 정확히 따지면 원인은 다르지만 같은 증상으로 나타난다.

한편, 노안 증상을 느끼는 연령이나 증상의 진행 정도는 개인마다 차이가 있어서 50~60대가 되어도 증상 없이 사는 사람도 있다. 그런 사람들에게는 공통점이 있다. 바로 '건강에 관심이 많고 신체 나이가 젊다'는 것이다.

'노안 증상과 신체 나이가 젊다는 게 어떤 연관성이 있을까?' 하고 의아해하는 사람도 있을 것이다. 하지만 생각해 보면 당연한 일이다. 눈도 신체의 일부이지 않은가. 눈이 젊은 사람은 신체 나이도 젊다고 할 수 있다.

반대로 생각하면, 노화 속도를 늦추는 생활 습관을 실천하며 꾸준히 건강을 돌보면 나이 들면서 나타나는 노화 현상을 어느 정도 늦추고 눈의 노화 속도도 완만하게 조절할 수 있다는 것이다. 여기에 눈 트레이닝을 더하면 떨어진 시력을 회복하고 노안 증상을 개선할 수 있다. 즉 나이가 몇 살이든 눈은 좋아지게 할 수 있다.

이 책에서는 눈의 노화를 예방하고 신체 나이도 젊어지는 눈 트레이닝과 생활 습관을 소개한다. 눈 트레이닝이라고 하면 근육 트레이닝처럼 힘든 운동을 떠올리는 사람이 있는데, 눈 트레이닝은 힘들거나 번거로운 점이 전혀 없다. 3분만 투자하면 어디서나 할 수 있는 간단한 것들이다. 그것으로 충분한 효과를 기대할 수 있으니 꼭 해보자.

노안 증상을 느끼는 사람뿐만 아니라 눈의 피로감이나 시력 저하로 고민하는 사람, 스마트폰이나 컴퓨터의 잦은 사용으로 눈을 장시간 혹사시키는 사람도 꼭 읽고 실천해 보길 바란다.

contents

프롤로그

당신이 지금 몇 살이든, 눈은 다시 좋아질 수 있다!　　　　　　**4**

chapter 1

'눈 트레이닝'으로
눈, 뇌, 몸이 상쾌해진다!

몸이 쉴 때조차 눈은 일한다　　　　　　　　　　　　　　　　**14**

눈을 보면 몸의 피로도가 보인다　　　　　　　　　　　　　　**16**

질병의 징후도 눈으로 나타난다　　　　　　　　　　　　　　　**19**

눈의 노화는 뇌의 노화로 이어진다　　　　　　　　　　　　　**23**

보이지 않는 것도 뇌는 보게 한다　　　　　　　　　　　　　　**30**

정말 노안 증상일까?　　　　　　　　　　　　　　　　　　　**34**

'눈 트레이닝'의 효과를 느껴 보자　　　　　　　　　　　　　**38**

chapter 2

눈의 노화가
뇌와 몸의 노화를 재촉한다

노안은 어떻게 시작될까?	48
근시가 있으면 노안이 오지 않을까?	51
스마트폰, 컴퓨터 때문에 노안이 빨리 진행된다?	53
몸에 이상을 일으키는 '블루 라이트'	55
눈이 나빠지면 인지 능력도 떨어진다	64
눈의 '광노화'가 피부의 광노화보다 심각하다	68
통증의 원인이 노안일 수도 있다	73
눈이 젊으면 마음도 젊어진다	77

chapter 3

몸이 젊어지는
눈 트레이닝+α

눈을 지키는 가장 확실한 방법, 눈 트레이닝	80
눈 트레이닝 1 – 원근 트레이닝	81
눈 트레이닝 2 – 손가락 슬라이드 트레이닝	82
눈 트레이닝 3 – 평면 원근 읽기 트레이닝	84
눈 트레이닝 4 – 8점 빙글빙글 트레이닝	86
눈 트레이닝 5 – 3점 사시 트레이닝	87
눈 트레이닝 6 – 가위바위보 트레이닝	91
눈 트레이닝 7 – 혈자리 마사지	91

눈과 몸의 피로를 없애는 혈액 순환 마사지   95

   목의 혈액 순환 마사지   96

   목 스트레칭   98

   목·어깨 스트레칭   100

   어깨 혈자리 마사지   102

   어깨 스트레칭   104

   등 스트레칭   106

   가슴·등 스트레칭   108

chapter 4

블루 라이트로부터
눈을 지키는 습관

눈의 부담을 줄이며 스마트폰, 컴퓨터, TV 보는 법   112

눈이 피로할 땐 눈을 따뜻하게 하자   122

노안용 안경은 쓰는 것이 좋을까?   126

올바른 안약 선택법   130

chapter 5

눈과 몸의 노화를
늦추는 식사

노화를 예방하는 항노화 영양소   134

노화를 촉진하는 산화를 잡아라   144

병을 만드는 당화를 늦춰라   147

몸에 좋은 기름을 섭취하라   153

세컨드 밀 효과로 노화를 늦추자   156

부록

그냥 넘겼다간
큰일나는 눈 질환

사소해 보이는 눈 질환도 반드시 체크하자   164

chapter

1

'눈 트레이닝'으로
눈, 뇌, 몸이 상쾌해진다!

몸이 쉴 때조차
눈은 일한다

사람이 받아들이는 자극의 대부분은 눈을 통해 들어오는 시각 정보이다. 연구자마다 차이는 있지만, 많은 연구자가 '뇌로 들어가는 정보의 80~90%가 시각 정보'라고 말할 정도다. 예를 들어 식사하는 장면을 상상해 보자. 눈을 감으면 아무리 맛있는 음식이 호화롭게 차려져 있어도 맛있다는 느낌을 받기 어렵다. 반대로 막 차려진 식사를 보고 있으면 자기도 모르게 입 안에 침이 고이면서 식욕이 돈다.

눈을 감으면 우리는 걷는 것조차 어려워지고, 친한 사람이나 가족이 가까이 있어도 인식하지 못한다. 그만큼 눈은 삶과 밀접한 기관이며, '본다'는 행위는 우리가 다양한 자극과 정보를 받아들이는 데 중요한 역할을 한다. TV, 스마트폰, 컴퓨터로 얻는 것만이 정보가 아니다. 우리가 눈을 뜨고 보는 모든 것이 정보다.

그렇다 보니 평범하게 살아가는 것만으로도 눈이 얼마나 피로할지 쉽게 상상이 간다. 더욱이 눈은 신체기관 중에서도 가장 열심히, 쉴 틈 없이 일하는 기관이다. 예를 들어 많이 걸어서 다리가 아프면 그 자리에 앉아 다리를 쉬게 할 수 있지만 그 사이에도 눈은 여전히 사물을 보고 있다. 전철에 앉아서 한숨 돌릴 때도 스마트폰을 보거나 주변을 둘러보게 된다. 하루의 업무가 끝나고 집에서 느긋하게 쉴 때조차도 눈은 TV를 보느라 좀처럼 쉬지 못한다.

아침에 일어나서 밤에 잠자리에 들 때까지 눈은 계속 일한다. 잠자는 시간을 제외하고는 계속해서 혹사당한다고 말해도 이상할 것이 없고, 신체기관 중에서 가장 피곤한 기관이라고 해도 지나친 말이 아니다. 그래서일까? 우리가 깨닫지 못할 뿐 눈이 피로해서 몸에 이상이 생기는 경우도 많고, 몸의 피로가 눈으로 나타나기도 한다.

눈을 보면
몸의 피로도가 보인다

"피곤해 보이는데 무슨 일 있어?"

"어제 잠 못 잤어?"

이런 말을 듣고 놀란 적이 있을 것이다. '저 사람은 어떻게 내가 피곤하다는 걸 한눈에 알아봤을까?'라고 말이다. 상대방이 당신의 상태를 한눈에 알아본 것은 눈에 피로감이 나타났기 때문이다. 가장 알기 쉬운 예가 '다크서클'이다. 다크서클은 화장을 해도 숨길 수 없다.

눈 주위의 피부는 다른 부분의 피부보다 3분의 1정도로 얇다. 그래서 마사지를 하거나 자극을 주면 주름이 생기거나 처지고, 마찰에 의해 색소 침착이 생기기도 한다. 그래서 피로와 노화가 고스란히 드러난다. 민감한 만큼 관리하기 아주 힘든 부위인 것이다.

다크서클은 색깔에 따라 검은 다크서클, 갈색 다크서클, 푸른 다크서클로 나뉘며, 생기는 원인이 각각 다르다.

검은 다크서클

주름이 생기거나 피부가 처지면서 생긴 그림자가 검은 다크서클의 정체다. 즉 검은 다크서클은 피부 노화가 진행되고 있다는 증거인 셈이다. 만일 당신의 눈 주위로 검은 다크서클이 보인다면 화장품으로 눈가 피부의 탄력을 관리하는 것도 중요하지만, 뒤(44쪽)에서 소개할 '가위바위보 트레이닝'으로 피부 처짐을 예방하는 것이 더 효과적이다.

갈색 다크서클

색소 침착으로 생긴다. 눈을 비비는 습관이 있거나, 평소에 진하게 화장을 하거나, 자외선을 많이 쐬거나, 건조한 피부 등이 원인이다. 갈색 다크서클을 없애려면 눈 주위를 자극하지 말고 보습과 미백 케어를 하고 자외선을 피하는 것이 중요하다.

푸른 다크서클

혈액 순환이 나쁜 것이 원인이다. 혈액 순환이 좋지 않아 혈액 속 산소의 양이 부족하면 혈액이 거무스름해지는데, 그것이 비쳐서 보이는 것이 푸른 다크서클이다. 컴퓨터나 스마트폰의 사용으로 눈을 혹사시키거나 밤잠을 충분히 자지 못하면 나타나기 쉽다. 스팀 타월 등으로 눈 주위를 따뜻하게 해 혈액 순환을 개선하면 어느 정도 없앨 수 있다.

단, 순환기계 질환이 있어도 푸른 다크서클이 생길 수 있으니 혈액 순환을 개선했는데도 상태가 좋아지지 않으면 전문의와 상담하자.

당신의 눈에도 다크서클이 있는가? 그렇다면 어떤 유형인가?

질병의 징후도
눈으로 나타난다

눈은 신체에 이상이 생겼을 때 그 증상이 나타나기 쉬운 부위이다. 앞에서 푸른 다크서클의 원인이 '혈액 순환이 좋지 않기 때문'이라고 말했는데, 눈은 작은 기관이지만 미세혈관이 많이 모여 있어 많은 혈액을 필요로 한다. 그렇기 때문에 피로가 쌓이거나 전신의 혈액 순환이 좋지 않으면 눈에 징후가 나타나는 것이다.

밤잠을 충분히 못 자도 혈액 순환이 나빠지는데, 이 경우에는 눈의 초점이 흐려진다. 눈의 초점은 자율신경의 작용으로 맞춰진다. 자율신경이란 자신의 의지와는 관계없이 자극이나 정보에 반응해 몸의 기능을 통제하는 신경이다. 예를 들어 호흡을 한다, 내장을 움직인다, 혈액을 흐르게 한다, 영양을 흡수하고 노폐물을 제거한다 등의 반응은 모두 자율신경이 통제한다. 눈의 부위 중에서 초점을 조절하기 위해 바쁘게 일하는 '모양체근'도 자율신경의 통제를 받는다. 그렇기 때문에 '눈이 피로해 모양체근을 쉬게 해주고 싶다'는 의지가 있어도 자율신경의 작용이 없으면 그럴 수가 없다.

자율신경은 긴장하거나 활발하게 움직일 때 작용하는 '교감신경'과, 이완할 때 작용하는 '부교감신경'으로 이루어져 있다. 컴퓨터나 스마트폰을 자주 사용해 눈을 혹사시키면 눈은 언제나 긴장 상태에 머물러 있다. 말하자면 교감신경이 지배하는 시간이 너무 길어져 자율신경의 균형이 무너지고 만다. 이런 상태가 지속되면 자율신경에 의해 통제되던 모양체근도 균형이 무너져 눈의 피로감은 더 커지고, 그 영향으로 눈의 초점이 흐려지는 것이다. 자율신경은 밤잠이 부족하거나 스트레스를 많이 받아도 균형이 무너질 수 있는데, 이때도 그 증상이 눈에 나타나기 쉽다.

눈을 통해 질병의 징후를 알아차리는 경우도 있다. 대표적인 것이 당뇨, 고혈압, 동맥경화 등의 생활 습관병이다. 이 질병에 걸리면 전신의 혈관에 변화가 나타난다. 눈 안쪽의 망막 혈관도 예외가 아니다.

망막 혈관은 전신의 혈관 중에서 유일하게 외부에서 볼 수 있는 혈관이다. 그러므로 안과에서 안저(眼底) 검사를 했다가 혈관에 이상을 일으킨 질환을 발견하고 내과로 가는 일이 적지 않다.

그중에서도 당뇨는 녹내장과 나란히 실명의 주된 원인이다. 당뇨로 혈중의 비정상적인 당화 단백이 증가하면 모세혈관의 벽이 약해져서 혈관 장애를 일으킨다. 그대로 진행되면 눈 안쪽의 망막에 있는 미소혈관이 막혀서 결국 '당뇨망막병증'이 된다. 당뇨망막병증은 당뇨의 3대 합병증의 하나다.

고혈압도 안저의 혈관 상태나 출혈 등으로 알 수 있다. 망막 출혈은 주로 정맥이 막히면서 일어나며, 심하면 출혈뿐만 아니라 부종도 생긴다. '고혈압성 망막증'은 혈압이 나아지면 대부분 해소되지만, 증상이 진행되어 혈관이 폐색되거나 파괴되면 시력이 극단적으로 떨어지는 등 후유증이 남는다.

그러면 동맥경화는 어떨까? 동맥경화는 심장이나 뇌에 생기는 질병이라고 알고 있는 사람이 많은데, 동맥경화는 눈에서도 일어난다. 망막에 있는 정맥 혈관이 막히면서 눈이 침침해지거나 시야의 일부가 잠식되거나 시력이 급격히 떨어진다.

당뇨, 고혈압, 동맥경화는 서로 깊이 관련되어 있어서 떼어놓고 생각할 수 없으며, 식생활을 비롯해 생활 습관을 바꿔나가면 예방하거나 증상을 개선할 수 있다. 즉 눈의 노화를 방지하려면 신체 건강을 관리하는 것이 중요하며, 신체의 노화를 방지하기 위해서는 반드시 눈의 건강을 관리해야 한다. 눈과 신체 건강은 끊으려야 끊을 수 없는 관계에 있는 것이다.

생활 습관병 이외에도 피부 노화 등 눈에 띄는 변화나 호르몬 균형, 젊게 살려는 마음가짐에 이르기까지 심신의 건강은 눈에 큰 영향을 미친다.

눈의 노화는 뇌의 노화로
이어진다

사람이 받아들이는 정보의 대부분은 눈을 통해 들어와 뇌로 들어간다. 뇌의 1/3~1/2이 시각 정보를 처리하는 데 사용되므로 눈이 나빠져서 사물을 잘 보지 못하면 뇌가 처리할 시각 정보가 줄어들고, 뇌의 기능도 떨어진다.

노안(老眼)은 눈이 늙는 것, 즉 눈의 노화 현상으로 인식되고 있다. 하지만 안과 전문의의 경험에서 보면 눈뿐만 아니라 뇌도 함께 노화되는 경우가 적지 않다.

애초에 우리는 사물을 '눈으로만' 보지 않는다. 정확히 말하면, 눈의 기능만으로 사물을 '본다', '인식한다'라고 단정할 수 없다. 정보가 안구에 들어오면 그 영상은 시신경을 거쳐서 뇌의 시각 영역으로 보내지고, 뇌가 그 영상을 해석한 뒤에 비로소 '사물이 보이는' 상태가 되기 때문이다. 아무리 눈이 정보를 포착해도 뇌가 그것을 처리하지 않으면 그 영상을 인식할 수 없다. 쉽게 말하면, 뇌가 처리할 능력이 없으면 사물을 봐도 '보고 있지 않은' 것과 같다.

뇌는 눈으로 보는 것을 올바로 인식하게 해준다

그럼 눈은 사물을 어떻게 시각 정보로 받아들일까?

정면에서 눈을 보면 눈꺼풀, 흰자위와 검은자위가 있다. 이것은 어디까지나 눈을 보이는 대로 파악했을 때의 구조다. 좀 더 깊이, 눈을 입체적으로 살펴보면 눈의 구조는 이러하다.

우선, 눈의 표면에는 '각막'이라는 투명한 밥공기 모양의 렌즈가 있다. 그 안쪽에는 카메라로 말하면 오토포커스 렌즈에 해당하는 '수정체'가 있고, 그 안쪽에는 화상을 비추는 스크린 역할을 하는 '망막'이 있다.

이때 화상이 망막에 거꾸로 비친다는 사실을 아는가? 각막으로 들어온 빛은 검은자위에 해당하는 '동공'을 열고 닫는 '홍채'를 통과해 망막에 상하좌우가 반전된 상(像)을

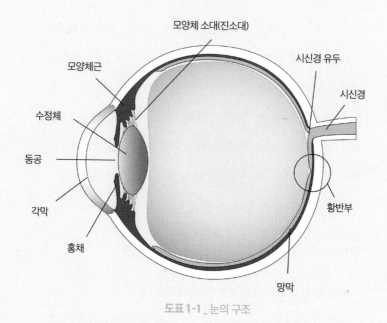

모양체 소대(진소대)

모양체근

시신경 유두

수정체

시신경

동공

각막

황반부

홍채

망막

도표1-1_눈의 구조

맺는다. 망막에 도달한 빛은 '시세포'가 그 정보를 받아들여 '시신경섬유'가 펼쳐진 망막에서 전기 신호로 변환되어 '신경'을 통해 뇌에 전달된다. 뇌에서는 그 정보를 처리해 '인식'한다.

당신은 이 설명을 듣고 '망막에는 거꾸로 비치는데 왜 거꾸로 보이지 않는 거지?'라고 의문을 품을지도 모르겠다. 결론부터 말하면, 우리 눈은 망막에서 거꾸로 화상이 비친다 해도 결코 거꾸로 보이지 않게 되어 있다. 그 이유는 뇌가 시각 정보를 올바르게 처리해 주기 때문이다. 즉 사물의 위치 정보를 비롯해 색깔, 빛의 농도 등을 뇌의 정해진 부위에서 처리해 올바로 보게 해준다. 눈만으로는 제대로 할 수 없는 정보 처리를 뇌가 보완해 주고 있는 것이다.

뇌는 불필요한 정보는 보이지 않게 해준다

뇌는 또한 눈에 보이지 않는 부분을 추측해서 보완하거나, 보지 않아도 상관없는 정보는 일부러 보이지 않게 해준다. 예를 들면, 어떤 사물이 계속 같은 위치에 있다면 망막은 그 사물을 거의 의식하지 않고 시야에서도 사라지는 현상이 일어난다. 망막 혈관이 그 예다. 망막 혈관은 원래 시각에 방해되는 위치에 있는데 계속 같은 위치에 있다 보니 우리는 그것을 의식하지 않은 채 살고 있다. 극장에서 영화가 상영되기 전에는 앞 사람의 머리가 신경 쓰이지만, 막상 영화가 시작되면 전혀 신경이 쓰이지 않는 것도 뇌가 불필요한 정보를 의식하지 않게끔 처리하기 때문이다.

여기서 그런 현상을 체험해 볼 수 있다.

28쪽의 그림을 보자. 한가운데에 + 표시가 있다. 그 표시를 계속 보고 있으면 주변을 둘러싼 별은 점점 희미해지다가 결국 시야에서 사라진다. 이것은 한 점을 응시함으로써 계속 같은 위치에 있는 불필요한 정보를 더 이상 의식하지 않기 때문에 생기는 현상이다. 시선을 고정시키는 것이 쉬운 일은 아니지만, 인위적으로 안구의 움직임을 한곳에 고정시키면 그 주변의 시각 정보가 '보이는' 영역에서 사라져버린다는 실험 결과도 있다.

이와 같이 '본다'는 반응에서는 뇌의 역할이 크다. 뇌의 1/3~1/2이 시각 정보의 처리에 관여할 정도이니 뇌의 절반은 쉬지 않고 '사물을 인식하는 데 사용된다'고 해도 과

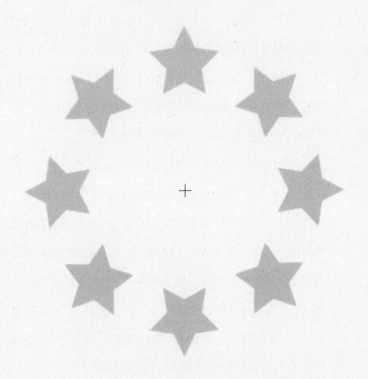

도표1-2 _ 불필요한 시각 정보를 처리하는 뇌의 기능

언이 아니다.

　이제 알았을 것이다. 눈의 노화는 뇌의 노화로 이어진다는 사실을. 반대로 뇌가 노화하면 사물을 인식하지 못하거나 눈의 노화로 이어지고 만다.

보이지 않는 것도
뇌는 보게 한다

뇌는 '보일 리 없는 것'을 보이게 해준다.

32쪽 위의 그림을 보자. 먼저 오른눈을 감고 왼눈으로 ○를 응시하자. 그 상태 그대로 책과 눈 사이의 거리를 가깝게 했다가 멀리 했다가 움직이다 보면 어느 지점에서 ×가 보이지 않게 된다. 바로 이것, 눈에 보이지 않는 사각지대를 '마리오트 맹점(Mariotte Blind Spot)'이라고 한다. 왜 이런 현상이 일어날까?

눈으로 들어온 시각 정보를 망막에서 뇌로 보내려면 안구라는 카메라와 뇌라는 재생 데크를 유선으로 연결해야 한다. 안구의 뒤쪽 벽을 둥글게 도려내는 느낌으로 부드러운 시신경이 다발을 이루어 들어오는데, 그 부분(시신경 유두)에는 빛을 느끼는 센서인 시세포가 없다(25쪽 참조). 그 때문에 망막에 투영된 영상이라도 시신경 유두에 걸린 부분은 인식할 수 없는 것이다. 즉 눈의 구조상 반드시 보이지 않는 암점(暗点)이 있다는 것, 이것이 바로 마리오트 맹점이다.

32쪽의 아래 그림을 보자. 이 그림에서는 배경에 사선 무늬가 있다. 마찬가지로 오른눈을 감고 왼눈으로 ○를 응시하면서 ×가 보이지 않도록 책을 앞뒤로 왔다 갔다 해보자. 위의 ○를 볼 때와는 다를 것이다. 어느 지점에서 ×가 더 이상 보이지 않는 현상은 같은데, 이번엔 배경으로 있는 사선 무늬는 계속 보인다. 바로 뇌에 의해 시각 정보가 보정되기 때문이다. 즉 마리오트 맹점은 배경에 의해 보정된다. 일상에서도 우리는 눈으로 모든 것을 보는 것이 아니라, 뇌의 힘을 빌려서 작업을 매끄럽게 하고 '보고 있다고 느낄' 뿐이다.

이러한 뇌의 기능 때문에 몸에 생긴 질병을 알아차리지 못하고 방치하는 경우도 생긴다. 초기 녹내장 증상의 하나가 시야가 좁아지는 것인데 뇌가 그것을 보완해 버리기 때

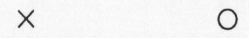

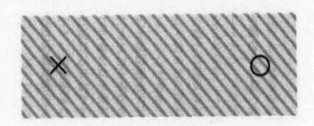

도표 1-3 _ 마리오트 맹점

문에 알아차리기 힘든 것이 그 예다.

눈에만 의존해서는 사물을 온전히 인식할 수 없다는 점에서 눈은 생각보다 모호하고 무책임한 기관이라고 할 수 있다.

정말 노안 증상일까?

많은 이들이 '스마트폰의 작은 글자가 잘 안 보인다', '저녁이 되면 흐릿하게 보인다', '근시용 안경(혹은 콘택트렌즈)을 쓰는데 자잘한 글자는 안경을 벗어야 더 잘 보인다' 등과 같이 노안이라고 생각되는 증상을 겪고 있다. 나는 여기서 안과의사로서 "그 증상들이 정말 노안 증상인가요?"라고 묻고 싶다. 앞에서도 얘기했듯이, 보이지 않는 것을 보정해 버리는 뇌의 기능 때문에 녹내장이나 가령 황반변성 같은 안과 질환을 노안이라고 여기는 경우가 있기 때문이다.

그렇다면 지금 겪고 있는 증상이 정말 노안 증상인지 아닌지는 어떻게 알 수 있을까?

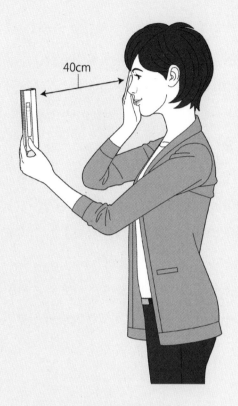

40cm

[근시 시력표로 노안의 진행 정도 체크하기]

※ 근시인 사람은 안경을 쓰고 한다.

① 이 책의 37쪽을 펼쳐서 눈과 40cm 거리를 유지한다.

② 오른눈을 오른손으로 가리고 왼눈으로 란돌트 고리 C의 뚫린 곳이 어디
까지 보이는지 확인한다(왼쪽에 있는 숫자를 확인한다).

③ 왼눈을 왼손으로 가리고 ②와 같은 방법으로 체크한다.

37쪽에 노안의 진행 정도를 간단히 체크할 수 있는 '근시 시력표'가 있다. 이 시력표는 안과에서 사용하는 것을 이 책에 싣기 위해 변형한 것으로, 근거리에서 시력을 측정함으로써(노안이 되면 근거리 초점 기능이 떨어진다) 노안의 진행 정도를 알 수 있다.

근시 시력표에서 왼쪽에 있는 숫자(0.1, 0.2……)는 노안의 정도를 나타내고, 숫자가 커질수록 가까운 곳이 더 잘 보이는 것을 의미한다. 노안인지 아닌지는 0.4 옆에 있는 란돌트 고리(Landolt Ring) C의 뚫린 곳이 잘 보이는가, 그렇지 않은가로 알 수 있다. 만일 0.4보다 아래에 있는 란돌트 고리 C의 뚫린 곳이 잘 보인다면 아직은 노안이 시작되지 않았다고 봐도 된다.

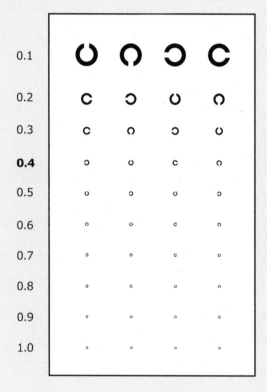

도표 1-4 _ 근시 시력표

'눈 트레이닝'의
효과를 느껴 보자

근시 시력표로 노안의 진행 정도를 체크한 뒤 생각보다 노안이 많이 진행되어 낙심한 사람도 있을 것이다. 어쩌면 눈의 피로감이 심한데도 업무상 컴퓨터를 안 볼 수 없어 막막해하고 있을지도 모르겠다. 직업상 어쩔 수 없더라도 대책은 필요하다. 앞으로도 지금처럼 지낸다면 눈의 피로감과 노안은 더 심해지고 만다. 게다가 컴퓨터나 스마트폰을 계속 사용하면 눈에 부담감이 커져서 안정피로(眼精疲勞, 눈을 계속 사용하면 느끼는 눈의 피로감)도 개선되지 않는다.

노안은 보통 45세 정도부터 증상을 느끼기 시작해 70세 정도까지 진행된다. 그 이후는 백내장이 진행되어 70대에서는 90%, 80대에서는 거의 모든 사람이 백내장을 겪는다.

이런 얘기를 하면 '눈의 기능은 쇠퇴하기만 하고 노안도 점점 심해진다는 거야?' 하는 생각이 들겠지만 낙심하기는 아직 이르다. 눈의 노화를 막고 다시 기능을 회복할 수 있는 방법이 있기 때문이다.

그 방법은 '눈 트레이닝'이다. 매일 눈 트레이닝을 하면 뿌옇게 보이던 시야가 시원해질 뿐만 아니라 머리도 맑아지고 몸까지 상쾌해진다. 그런 감각을 몸소 느껴 보자. 지금 바로 실행하기 쉬운 3가지 눈 트레이닝을 소개한다.

원근 트레이닝: 가깝게 그리고 멀리, 번갈아 초점을 맞춘다

노안이 되느냐 안 되느냐는 수정체가 좌우한다. 수정체의 두께를 조절해 초점을 맞추는 근육이 모양체근이다. 가까운 것을 볼 때는 모양체근이 수축해 수정체를 두껍게 하고, 먼 곳을 볼 때는 모양체근이 이완되어 수정체를 얇게 한다.

원근 트레이닝은 모양체근의 스트레칭 체조이다. 먼 곳과 가까운 곳을 번갈아 봄으로써 모양체근을 움직이고 굳은 모양체근을 풀어줄 수 있다. 몸을 굽혔다 폈다 하는 운동과 비슷하다.

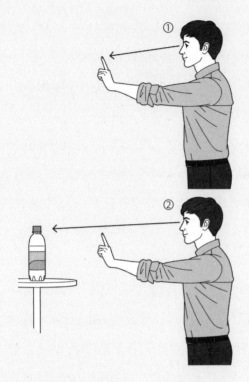

[원근 트레이닝 방법]

① 팔을 뻗어서 집게손가락을 세우고 그 끝을 1초간 응시한다.

② 시선을 2~3미터 앞으로 옮겨 1초간 응시한다. 컵이나 페트병 등의 대상물을 놓아두면 더 쉽게 할 수 있다. 이때 손가락과 대상물이 일직선이 되게 하는 것이 포인트다. 집게손가락이 눈과 가까울수록 모양체근의 부담이 커져 트레이닝 효과가 높아진다.

③ ①과 ②를 30회 정도 반복한다.

원근 트레이닝은 안경이나 콘택트렌즈를 끼고도 할 수 있다. 실시하자마자 눈의 피로감이 줄어들면서 시야가 시원해진다. 눈이 피곤할 때 하루에 몇 번이고 해보자.

8점 빙글빙글 트레이닝: 안구를 빙글빙글 돌린다

안구의 안쪽에 있는 내안근(內眼筋. 모양체근, 동공괄약근, 동공산대근)과 안구의 바깥쪽에 있는 외안근(外眼筋. 2개의 직근과 4개의 사근)을 풀어줌으로써 초점 조절이 쉬워지는 방법이다. 장시간 컴퓨터 작업을 하거나 스마트폰을 들여다본 후에 해주면 좋다.

안구를 움직일 때 머리는 정면을 향해야 한다. 머리나 얼굴을 움직이면 안구를 움직이는 효과가 반감된다. 안구는 막연히 빙글빙글 돌리는 것이 아니라 8개의 점을 한 점 한 점 확실하게 응시하면서 돌리는 것이 중요하다. 그렇게 하면 모양체근 등의 눈 근육이 풀어져서 혈액 순환이 좋아진다. 어깨가 결릴 때 팔을 돌려서 어깨 근육을 풀어 주면 혈액 순환이 좋아지는 것과 같은 원리다. 혈액 순환이 좋아지면 산소와 영양분이 눈 조직으로 운반되고 이산화탄

소나 노폐물이 제거되어 세포가 활성화된다.

이렇듯 안구를 움직여서 눈 주위의 혈액 순환이 좋아지면 노안 증상이 완화되는 것에 그치지 않고 눈이 좋아지는 효과도 기대할 수 있다. 더불어 얼굴빛도 좋아지고 눈가도 팽팽해진다.

8점 빙글빙글 트레이닝은 시계 방향, 시계 반대 방향으로 하루에 한 번씩 실시한다. 8개의 점을 하나씩 응시하며 안구를 빙글빙글 돌리는 간단한 방법이라 여러 번 하고 싶어질지도 모른다. 하지만 너무 많이 하면 어지러울 수 있으니 주의하자.

8점 응시를 할 때 눈이 너무 피곤하거나 어지러움을 느끼는 사람은 응시하는 점의 수를 줄여도 괜찮다. 그런 경우에는 대각으로 움직인다. 예를 들면 '맨 위→맨 아래→오른쪽 사선 위→왼쪽 사선 아래→왼쪽 사선 위→오른쪽 사선 아래'로 안구를 움직이면 대각선 모양의 6점 트레이닝이 된다. 또는 '맨 위→맨 아래→오른쪽 옆→왼쪽 옆'으로 하면 대각선 모양의 4점 트레이닝이 된다. 익숙해지면 응시하는 점의 수를 늘려간다.

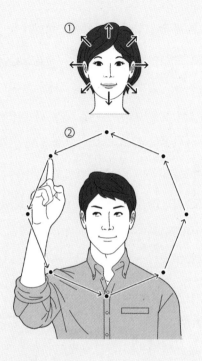

[8점 빙글빙글 트레이닝 방법]

① 얼굴은 정면을 향하고 위쪽을 쳐다본다. 이때 머리는 움직이지 않고 안구만 움직인다. 집게손가락을 안구보다 위쪽에 세우고 그 끝을 응시하면 훨씬 쉬워진다.

② 머리는 움직이지 않은 채 안구를 시계 방향으로 움직인다. 이때 '오른쪽 사선 위→오른쪽 옆→오른쪽 사선 아래→맨 아래→왼쪽 사선 아래→왼쪽 옆→왼쪽 사선 위→맨 위' 등 8개의 점을 1초씩 응시하며 움직인다.

③ 방향을 바꿔서 시계 반대 방향으로 똑같이 한다.

가위바위보 트레이닝: 눈에 힘을 주어 깜박인다

'가위바위보 트레이닝'은 눈을 꽉 감았다가 크게 뜨는 모양새가 마치 눈으로 가위바위보를 하는 것 같다는 의미에서 붙인 이름이다. 반복해서 눈을 아주 세게 깜박이는 것이 방법인데, 모양체근을 단련하고 혈액 순환을 좋게 하므로 트레이닝을 하고 나면 시야가 밝아진다. 그렇기 때문에 노안으로 잘 보이지 않는 증상을 해소하는 방법도 된다.

모양체근뿐만 아니라 눈 주위에 있는 눈둘레근(안륜근)이라는 표정근(안면근)도 단련되므로 미용 효과도 기대할 수 있다. 표정근이 단련되면 눈둘레근이 끌어올려져 눈 밑 처짐이 개선되고 팽팽한 표정을 만들어 낼 수 있다. 눈 주위의 혈액 순환이 좋아지니 다크서클도 사라진다.

가위바위보 트레이닝을 하다 보면 눈물이 쏘옥 나오는 경험을 할 수 있다. 안구가 메말라 있지 않다면 이 트레이닝을 반복하는 동안 눈 주위에 눈물이 고여서 안구가 촉촉해지므로 안구 건조증 개선에도 아주 좋다. 일반적으로 우리는 1분에 20회 정도 눈을 깜박이는데(3초에 1회) 컴퓨터나 스마트폰을 볼 때, 혹은 나이가 들수록 눈을 깜박이는 횟수가 줄어든다. 통상적으로 안구의 표면은 눈을 뜬 상태로 10초 정도는 보습이 되어야 하는데, 컴퓨터 작업 시간이 길거나 안구 건조증이 있으면 눈을 뜨고 있을 때 배수가 잘되는 욕조 바닥처럼 눈물이 싹 말라버린다. 가위바위보 트레이닝으로 누액을 보충하면 안구의 건조 상태가 개선된다.

어떤가? 눈이나 머리의 피로가 풀리고 시원해졌는가? 3가지 눈 트레이닝을 실시해 눈이 시원해졌다면 다시 한 번 37쪽의 근시 시력표를 보자. 처음 근시 시력표를 봤을 때보다 더 작은 글자까지 잘 보일 것이다.

중요한 것은 눈 트레이닝을 매일 꾸준히 하는 것이다. 즉각적으로 효과가 나타나지 않더라도 계속 하다 보면 반드시 효과가 나타난다. 포기하지 말고 하자.

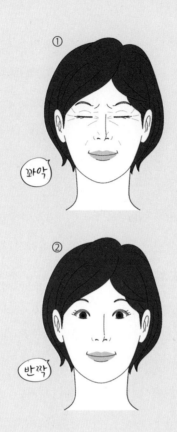

[가위바위보 트레이닝 하는 법]

① 눈에 힘을 주고 눈코입을 가운데로 모으듯 눈을 꽉 감는다. 2초간 유지한다.

② 눈을 반짝 하고 크게 뜬다. 그 상태를 2초간 유지한다.

③ ①과 ②를 차례로 3~5회 반복 실시한다.

chapter

2

눈의 노화가 뇌와 몸의
노화를 재촉한다

노안은 어떻게 시작될까?

앞에서 눈의 노화에 대해 알아보며 생각보다 노안이 많이 진행되었다는 사실을 알고 걱정이 커졌을 것이다. 하지만 안심해도 된다. 이 책에서는 앞으로 눈의 노화는 물론 눈에서 시작된 신체 노화까지 늦추는 방법을 소개할 것이다.

다시 한 번 노안의 원리를 자세히 설명하자면, 노안은 나이가 들수록 수정체가 딱딱해지면서 생긴다. 앞에 썼듯이, 눈의 표면에는 각막이라는 밥공기 모양의 렌즈가 있으며, 그 안쪽에 카메라로 치면 오토포커스 렌즈 같은 수정체가 있다. 눈을 통해 들어온 빛은 각막과 수정체를 통과해 망막에 영상이 되어 비친다. 그 영상 정보가 시신경을 통해 뇌에 전달되면서 우리는 사물을 인식할 수 있는 것이다.

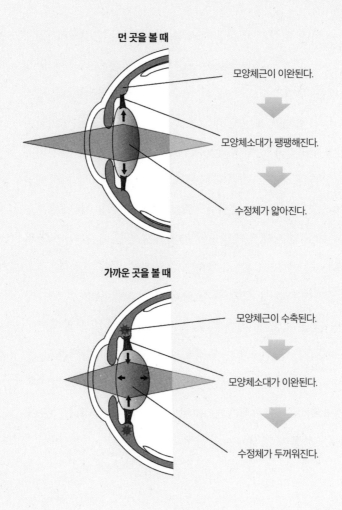

먼 곳을 볼 때

모양체근이 이완된다.

모양체소대가 팽팽해진다.

수정체가 얇아진다.

가까운 곳을 볼 때

모양체근이 수축된다.

모양체소대가 이완된다.

수정체가 두꺼워진다.

도표 2-1 _ 눈의 초점 조절

이때 영상의 초점을 조절해 주는 것이 수정체와 그 주변에 있는 모양체근이다. 수정체는 가까운 곳의 사물을 볼 때는 두꺼워지고 먼 곳의 사물을 볼 때는 얇아진다. 수정체의 두께는 모양체근이 조절한다. 모양체근이 이완하거나 수축하면서 수정체의 두께를 조절해 사물을 또렷하게 보이도록 한다. 그런데 나이가 들수록 수정체는 딱딱해진다. 수정체가 딱딱해지면 모양체근이 아무리 이완 또는 수축해도 렌즈의 두께를 자유자재로 조절할 수 없다. 노안이 되느냐 안 되느냐는 수정체의 유연성에 달린 것이다.

가까운 곳의 사물이 잘 보이지 않으면 우리는 '노안이다'라고 느낀다. 가까운 곳의 사물을 볼 때는 모양체근이 수축하면서 수정체가 두꺼워져야 하는데, 모양체근의 근력이 약해지고 수정체는 딱딱해져 있으므로 수정체를 부풀려서 두꺼워지게 하는 것이 힘들어진다. 그러니 가까이 있는 사물이 또렷이 보이지 않는 것이다.

근시가 있으면 노안이 오지 않을까?

'근시가 있으면 노안이 오지 않는다'는 말이 있는데, 이 것은 틀린 말이다. 근시가 있으면 먼 곳이 아니라 가까운 곳에 초점이 맞춰지기 때문에 가까운 곳을 보기 위해서 수정체의 두께를 바꿀 필요가 없다. 그래서 노안을 자각하기 힘든 것뿐이다.

근시 외에 원시, 난시 등 젊어서도 생기는 증상은 주로 각막이나 수정체의 '굴절 이상'이 원인이다. 굴절 이상이란 안구로부터 들어온 빛이 각막이나 수정체에서 굴절해 망막에서 초점이 맞춰질 때 그 굴절률에 이상이 있는 상태를 말한다. 근시는 굴절 이상으로 가까운 곳에 초점이 맞춰져 있는 상태이며, 안경이나 콘택트렌즈를 착용하지 않으면 먼 곳이 또렷하게 보이지 않는다.

굴절 이상이 있으면 나이가 들어 초점의 조절 기능이 떨어진다. 그래서 근시용 안경이나 콘택트렌즈 등으로 초점을 먼 곳에 맞추면 역시 노안 증상을 느끼게 된다. 노안은 근시, 원시, 난시와는 거의 관계가 없다. 그것보다는 얼마나 눈을 혹사하는가 하는 점이 훨씬 관련이 깊다.

스마트폰, 컴퓨터 때문에
노안이 빨리 진행된다?

'TV를 가까이에서 보면 눈이 나빠진다', '어두운 곳에서 책을 읽으면 시력이 떨어진다'는 경고는 이미 옛말이 되었다. 그 대신 지금은 '컴퓨터, 스마트폰이 노안을 앞당긴다'는 말이 더 현실적이다. 대중교통을 이용하거나 공공장소에 가거든 주변을 둘러보라. 남녀노소를 가리지 않고 '화면이 빛나는 물건'을 응시하면서 눈을 혹사하고 있다. 심지어 컴퓨터, 스마트폰, 게임은 TV나 책보다 훨씬 가까운 거리에서 집중해서 본다. 스마트폰 노안이나 컴퓨터 노안이 늘어날 수밖에 없다는 생각이 든다.

잠깐 생각해 보자. 당신은 오늘 아침에 일어나서 밤에 잠들기 전까지 어느 정도나 '빛나는 화면'을 봤는가? 하

루 종일 보고 있었던 건 아니라고 말하고 싶겠지만, 버스
나 전철을 타고 이동하는 동안에도 스마트폰을 보고 있지
않았는지, 집에 돌아와서는 습관처럼 게임을 하거나 TV를
보지는 않았는지 되돌아볼 일이다.

이 정도까지 인류가 '빛나는 화면'에 의존하게 될 줄 누
가 상상이나 했을까? 자각하든 그렇지 않든 이로 인해 많
은 사람들이 눈 질환에 시달리고 있다. 어른도 이러한데,
태어날 때부터 가까운 곳에 '빛나는 화면'이 있고, 장난감
대신 게임 화면이나 스마트폰을 보는 아이들의 눈 건강은
오죽할까.

그렇다면 컴퓨터, 스마트폰 같은 '빛나는 화면'이 유독
눈에 나쁜 이유는 뭘까? 그 이유는 컴퓨터, 스마트폰, TV
의 디스플레이 화면에서 나오는 '블루 라이트'에서 찾을
수 있다.

몸에 이상을 일으키는
'블루 라이트'

'블루 라이트'라는 말을 들어봤을 것이다. 블루 라이트는 빛의 일종이다. 빛은 특정한 파장역의 전자파로서 눈에 보이는 가시광선(백열등 빛, 태양광 등)을 비롯해 눈에 보이지 않는 엑스선, 자외선, 마이크로파 등 여러 종류가 있다. 빛은 각각 파장이 다른데, 표시하면 물결 모양이 된다. 블루 라이트는 눈에 보이는 빛 중에서 가장 파장이 짧은 부류로 에너지가 강한 빛이다.

블루 라이트가 스마트폰, 컴퓨터, TV에서만 나온다고 아는 사람들이 많은데, 그건 잘못된 정보다. 블루 라이트는 태양광이나 방 안의 빛에도 포함되어 있다. 단지 스마트폰, 컴퓨터, TV에서 나오는 블루 라이트가 우리 몸에 문제를 일으킨다는 사실이 알려지면서 확대 해석된 것뿐이다.

그렇다면 다양한 블루 라이트 중에서 특히 스마트폰, 컴퓨터, TV에서 나오는 블루 라이트가 눈에 나쁘다고 단정 짓는 이유는 무엇일까? 그 이유는 우리가 디지털 디스플레이에서 나오는 블루 라이트를 장시간 응시하기 때문이다. 태양광이나 방 안의 빛을 스마트폰이나 컴퓨터 화면처럼 계속 응시하는 일은 거의 없지 않은가.

블루 라이트를 계속 응시하면 눈이나 몸에 커다란 부담을 준다. 심지어 자외선과 달리 각막이나 수정체를 통과해 망막에 도달하는데, 망막에 도달한 블루 라이트는 망막의 중심에 있는 황반에 상처를 입혀 가령 황반변성을 일으킬 수 있다.

또한 블루 라이트는 파장이 짧기 때문에 사물에 닿으면 산란해 어른거림의 원인이 된다. 그렇기 때문에 모양체근에 부담을 주고, 그 결과 눈 근육이 혹사당해 눈의 통증으로 이어진다.

눈의 피로는 우리가 상상하는 것 이상으로 신체 상태를 나쁘게 만든다. 혹시 최근에 두통이나 어깨 결림이 심

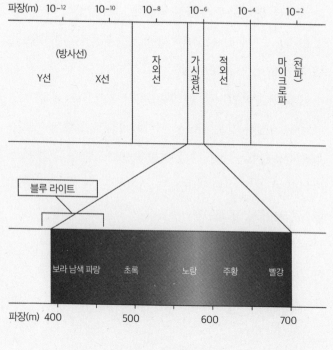

도표 2-2 _ 가시광선

하고, 밤에 잠을 이루지 못하며, 온몸이 나른한 것 같은 증상을 겪었다면 그것은 어쩌면 눈에서 비롯되었을지도 모른다. 같은 자세로 오랜 시간 동안 디스플레이 화면을 계속 쳐다본 뒤로 눈을 포함한 전신에 피로 증상이 나타나는 것을 'VDT(비주얼 디스플레이 터미널) 증후군'이라고 부르는데, 노안과 증상이 비슷하다.

이 외에 간과해서는 안 되는 것이 호르몬에 미치는 영향이다. 자세한 것은 뒤에서 얘기하겠지만, 블루 라이트는 호르몬에 영향을 주어 수면 리듬을 망가뜨린다. 수면 리듬이 깨지면 불면과 만성 피로로 이어지고, 심하면 정신 질환을 일으킬 수 있다.

눈을 혹사하는 생활 습관을 개선하지 않으면 진짜로 눈이 늙는다. 그 증상은 눈에 그치지 않고 몸 전체로 번진다. 그렇게 눈의 노화가 전신의 노화로 이어진다.

블루 라이트는 생체 리듬까지 무너뜨린다

스마트폰, 컴퓨터, TV, 게임기 등 '빛나는 화면'이 일상에 파고든 이상 블루 라이트의 영향은 눈에서 끝나지 않는다.

인간의 몸속에는 생명 현상을 일정한 리듬으로 유지하는 메커니즘, 즉 생체 리듬(Circadian Rhythm)이 존재한다. 수면 주기, 체온 조절, 호흡이 그 예다. 아침에 햇빛을 받아 몸이 깨어나고 해가 저물어 밤이 되면 뇌와 몸은 휴식을 취하는 것이 자연스러운 생체 리듬이다. 여기에는 멜라토닌이라는 수면을 담당하는 호르몬이 관여한다. 아침부터 햇빛을 받아 하루 종일 활발하게 활동하면 저녁 이후에는 멜라토닌이 분비되어 밤이면 자연스럽게 잠에 빠져드는 것이 당연하다. 그런데 블루 라이트가 그 리듬을 방해한다.

블루 라이트에는 각성 작용이 있어서 밤에 블루 라이트를 쐬면 멜라토닌 분비가 억제된다고 알려져 있다. 통상적으로 멜라토닌은 햇빛의 블루 라이트에 의해 분비가 억제되다가 해가 저물고 어두워지면 분비가 촉진된다. 하지만 밤늦게까지 밝은 빛이나 디스플레이 화면을 계속 보면 화면에서 나오는 블루 라이트에 의해 수면 호르몬인 멜라토닌이 억제되고 만다. 블루 라이트를 계속 봄으로써 뇌가 '지금은 낮이니까 활발하게 활동해야지'라고 착각하기 때문이다.

불면이나 우울, 만성 피로의 원인이 된다

블루 라이트에 의해 생체 리듬이 무너지면 다양한 호르몬에 영향을 미쳐서 자율신경도 흐트러진다.

밤에 많은 양의 블루 라이트를 쐬면 우리 몸은 밤이 되었다는 사실을 감지하지 못한다. 그러면 자율신경이 여전히 활동 모드에 맞춰져 멜라토닌 분비는 억제되고 몸이 각성해 수면이 얕아지거나 불면에 시달리게 된다. 밤늦게까지 컴퓨터 작업을 하거나 스마트폰을 보고 나서 자려고 누웠는데 좀처럼 잠이 오지 않아 고생한 경험은 비일비재하다. 잠들기 전에 디스플레이 화면을 보는 것과 멜라토닌 분비의 관련성을 알아보는 실험에서 잠들기 두 시간 전부터 블루 라이트를 차단했더니 평소와 다름없이 멜라토닌의 야간 분비가 증가했다는 결과도 있다.

블루 라이트가 생체 리듬을 무너뜨리면 우울증 등의 정신 질환으로 이어질 수 있는데, 생체 리듬의 이상으로 수면이 부족해져 만성 피로가 쌓인 것이 원인 중 하나일 수 있다.

- 무리한 활동을 하지 않아도 금세 피곤해진다.

- 수시로 우울해진다.

- 특별한 이유가 없는데도 안절부절못한다.

이런 증상이 있다면 잠자기 전에 블루 라이트에 너무 많이 노출된 건 아닌지 돌아보기 바란다.

비만, 대사증후군도 블루 라이트와 관련이 깊다

블루 라이트는 비만에도 영향을 미친다. 참으로 놀랍지 않은가.

생체 리듬이 흐트러져서 멜라토닌의 분비가 줄어들면 비만을 일으키고, 그 영향으로 대사증후군(메타볼릭 신드롬)이 생길 수 있다는 보고가 있다. 생체 리듬이 흐트러지면 혈당을 내리는 인슐린 호르몬에 대한 신체 반응이 감소하면서 당뇨의 위험성이 높아진다. 또한 우리 몸은 아침에 햇빛을 받으면 혈압이 올라가고 밤이 되면 혈압이 내려가는데, 그런 혈압의 리듬도 흐트러진다. 블루 라이트가 심장박동, 혈압, 혈당, 호르몬 등의 생체 리듬에 영향을 줌으로써 당뇨, 고혈압, 심근경색의 위험성을 높이는 것이다.

당뇨, 고혈압, 심근경색…… 그렇다! 이것들은 모두 대사증후군의 위험성을 높이는 질환들이다. 이 질환의 주된 요인은 비만이며, 밤에 늦게 자는 습관은 비만의 원인이 된다. 낮에는 빛을 쐬고 밤에는 어둡게 지낸 실험쥐와 밤에 빛을 쐰 실험쥐에게 같은 칼로리의 음식을 주었더니 밤에 빛을 쐰 실험쥐가 더 살이 쪘다는 연구 보고도 있다.

블루 라이트로부터 생체 리듬을 지키는 방법

지금까지 블루 라이트가 우리 몸에 끼치는 나쁜 영향에 대해 얘기했는데, 자외선과 마찬가지로 현대인은 블루 라이트를 쐬지 않고는 생활할 수 없다. 오히려 하루를 활동적으로 보내기 위해서는 적절한 블루 라이트가 필요할지도 모른다. 진짜 문제는 블루 라이트 자체가 아니라 생체 리듬을 망가뜨리는 생활 습관에 있다. 아침 해가 떠올라 세상이 밝아지면 눈을 떠 활동하고, 해가 저물어 어두워지면 잠을 자는, 태곳적부터 인간이 영위해 온 자연의 리듬이 깨지면서 몸이나 마음에 나쁜 영향을 주는 것이다.

생체 리듬을 지키는 가장 좋은 방법은 생활을 규칙적으로 하는 것이다. 즉 아침에는 일어나서 해가 있는 동안 활동적으로 보내고, 밤에는 가능한 한 빨리 식사를 마치고 자야 한다. 이 당연한 것을 지키지 못하는 생활이 생체 리듬을 망가뜨리는 근본 원인인 것이다.

그러니 가능하면 블루 라이트가 적은 환경에서 지내고, 밤에는 블루 라이트를 차단하자. 그러려면 잠자리에 들기 직전까지 컴퓨터나 스마트폰을 보는 습관을 버리고, 적어도 잠들기 두 시간 전부터는 블루 라이트를 멀리해야 한다.

눈이 나빠지면
인지 능력도 떨어진다

외출을 해서도, 식사를 하면서도 우리는 눈으로 많은 것을 보고 즐긴다. 그렇기에 눈이 나빠지면 생활이 불편해지고 인생을 즐길 기회도 줄어든다. 백내장이 온 경우를 생각해 보자. 백내장이 오면 시야가 침침하고 사물이 흐릿하게 보인다. 식욕을 일으키는 다채로운 식사가 앞에 있어도 불투명한 유리창 너머로 보듯 흐릿하게 보이기 때문에 식욕은 반감되고 만다.

이미 말했듯이 지각 정보의 80~90%는 눈으로 들어오므로 눈이 나빠지면 지각 정보를 얻기 힘들어지며 뇌로 가는 자극도 약해진다. 시야가 흐리면 글자를 읽고 쓰기가 힘들어져 책도 읽지 않고 글씨도 쓰지 않으려 하고, TV도 잘 보이지 않아 흥미를 잃게 된다.

당연히 활동성도 약해진다. 무엇을 하려고 마음을 먹었다가도 겁이 나서 밖에 나가기를 망설이고, 운전도 운동도 하지 않으려 한다.

'잘 안 보인다 → 활동하기를 망설인다 → 삶을 즐기지 못한다.'

결국 이런 악순환에 빠져서 집 안에 틀어박히는 시간이 많아진다.

시력이 떨어져 뇌를 활성화할 기회를 잃으면 점점 뇌로 전달되는 자극이 줄어들고, 뇌로 전해지는 자극이 줄어들면 인지 능력에도 영향을 미친다. 게다가 활동량까지 줄어들면 근육량도 줄어든다. 근육량의 감소는 전신의 노화로 이어진다.

시력 저하가 건망증이나 인지 장애를 조장하는 이유

눈으로 들어오는 자극은 건망증과도 관계가 있다.

눈에서 뇌로 입력된 정보는 뇌에 기억된다. 예를 들어 사람의 얼굴을 기억할 때 우리는 가장 먼저 눈으로 상대

방의 얼굴을 본다. 그런데 눈의 기능이 쇠퇴하면 또렷하게 볼 수 없어 정보를 뇌에 입력하는 데 어려움이 생긴다. 또렷하게 본 정보를 뇌에 입력할 수 있으면 얼굴을 보면서도 누구인지 기억하지 못하는 일은 적어질 것이다.

그 밖에도 눈이 나빠지면 '못 보는 것'이 많아진다. 예를 들어 녹내장은 시야가 좁아지므로 시야에 들어오지 않는 것은 '없는' 셈이 된다. 그래서 눈앞에 있는 사물을 보지 못해 물건을 찾지 못하는 일이 종종 생긴다.

시력 저하가 건망증 정도로 끝나면 괜찮지만 고령자의 경우에는 인지증이나 알츠하이머와 같은 인지 장애로 이어질 수 있다는 연구 결과가 있으며(하버드 메디컬스쿨의 마이클 벨킨 교수팀이 실시), '시력이 저하된 고령자는 시력이 양호한 고령자보다 인지 장애를 일으킬 위험성이 5배 높다', '고령자라도 시력이 양호하면 인지증이 올 위험성이 63%나 감소한다' 등의 결과를 도출한 연구도 있었다.

반대로 말하면, 시력이 회복되면 인지 기능도 회복될 가능성이 높다. 실제로 초기 인지증 환자가 백내장 수술을 했더니 인지증 진행이 완화된 일은 많이 보았다. 필자의 경우 백내장 수술을 거부하는 70대, 80대 환자들을 설득해 수술을 해주었더니 시력이 좋아져서 몰라볼 정도로 건강하고 활발해진 경우가 한두 번이 아니다.

"살날이 얼마 안 남았으니 이대로 살래요", "지금처럼 지내도 별로 불편하지 않아요"라고 말하던 환자가 수술을 한 후 "선생님, 이대로 백 살까지 살고 싶어요!"라고 한 경우도 있었다. 그들은 "보이는 게 달라지니 인생까지 달리 보인다"면서 "산책을 하며 풍경을 즐기고 싶다", "책을 많이 읽고 싶다" 등 여생을 적극적으로 살고 싶다고 얘기했다.

이렇듯 시각 정보가 뇌에 많이 입력되어 자극이 늘어나면 정신 건강에도 좋은 영향을 주어 자연스레 노화가 늦춰진다.

눈의 '광노화'가
피부의 광노화보다 심각하다

'광노화(光老化)'라는 용어를 들어봤는가? 광노화란 나이가 들면서 자연스레 나타나는 노화 현상과는 달리, 햇빛이 닿는 피부에 나타나는 노화 현상을 말한다. 그래서 미용계에서는 기미나 주근깨, 피부 처짐의 원인이 광노화라는 말을 많이 한다.

태양빛에는 자외선, 가시광선, 적외선 등이 있는데 그중에서 가장 작용이 강하다고 여겨지는 것이 자외선이다. 자외선이 피부에 기미나 주름을 생기게 한다는 사실은 잘 알려져 있다. 지상에 내리꽂히는 자외선은 A파와 B파가 있으며(B파와 C파 이상의 단파장은 오존층과 대기에서 거의 차단된다), 일광욕을 너무 많이 해서 피부가 빨개지거나 물집이 생기는 것은 B파가 원인이다. 그만큼 B파는 에너지가 강력하다.

그렇다면 A파는 영향이 적을까? 그렇지 않다. A파는 파장이 길어 B파보다 피부의 더 깊은 층까지 침투해 오랜 시간에 걸쳐 기미나 주름을 생기게 한다. 심지어 유리창이나 구름도 통과해 버리기 때문에 흐린 날 실내에 있어도 자외선 대책을 세워야 한다.

눈으로 들어온 자외선이 피부 그을음, 기미, 주름의 원인이다?

자외선은 눈에도 영향을 끼친다. 대표적인 눈의 광노화가 백내장이며, 백내장의 원인 가운데 하나가 자외선이다.

원래 백내장은 나이가 들면서 생기는 현상이다. 나이만큼 눈도 자외선에 계속 노출된다. 투명했던 고무가 누렇게 바래듯 투명한 수정체의 단백질이 나이를 먹거나 자외선을 많이 쐬어서 변성되는 현상이 백내장이다.

피부에 비해서 눈은 자외선 차단에 아무런 대비책이 없다. 피부는 긴 소매 옷을 입거나 선크림을 발라서 어느 정도 자외선을 차단할 수 있지만 눈은 뾰족한 방법이 없다.

무엇보다 눈은 '빛을 받아들이는' 것이 주된 업무이며, 사물을 보기 위해서는 '빛'이 반드시 필요하기 때문이다.

그나마 눈을 지키는 방법의 하나가 선글라스이다. 최근에는 빛과 자외선을 차단할 요량으로 선글라스를 착용하는 사람들이 늘었는데, 모자나 양산으로 피부를 지키듯 선글라스를 써 자외선으로부터 어느 정도 눈을 지킬 수 있다.

'눈으로 들어온 자외선이 피부를 노화시켜 기미나 주름의 원인이 된다'는 주장도 있는데, 스즈시카(鈴鹿) 의료과학대학의 히라모토 게이이치의 조교들이 한 연구에 따르면 눈으로 들어온 자외선이 피부 노화를 진행시킨다고 한다.

오사카시립대학의 이노우에 마사야스(井上正康) 교수가 실행한 아주 흥미로운 연구가 있다. 귀만 자외선에 노출한 실험쥐와 눈만 자외선에 노출한 실험쥐를 비교했더니 귀만 자외선에 노출한 실험쥐는 귀만 그을렸지만, 눈만 자외선에 노출한 실험쥐는 눈은 물론이고 그 외의 신체 부위에서도 멜라닌이 증가했다. 이 실험 결과에 비추어 보면, 눈으로 자외선이 들어오면 뇌는 '멜라닌을 생성하라'고 지령을 내린다고 생각할 수 있다. 아무리 선크림을 발라서 피부를 보호해 봤자 눈으로 자외선을 계속 쐬면 큰 의미가 없는 것이다. 즉 자외선이 눈으로 들어오는 것을 차단하면 눈의 노화는 물론 피부 노화까지 예방할 수 있다.

우리가 기미, 주름 등의 피부 노화 현상을 막고 싶어 하는 이유는 눈에 띄기 때문이 아닐까? 그런데 시력 저하 등으로 눈이 나빠지면 이런 '눈에 띄는 변화'에 둔감해진다. 무엇보다도 얼굴에 생긴 기미나 주름을 또렷이 볼 수 없기 때문이다. 앞에서 백내장 수술을 한 후에 활동적으로 변한 노인의 사례를 소개했는데, 그들 중에는 시력이 좋아지면서 얼굴에 생긴 기미나 주름을 발견하고는 놀라서 피부 관리와 화장에 신경을 쓰기 시작한 사람들이 제법 있었다.

정확한 데이터를 제시할 수는 없지만, 나이보다 젊어 보이는 사람들은 자신의 상태를 제대로 파악할 수 있을 만큼 시력이 좋으며, 젊음을 유지하려고 노력한다. 젊어 보이는 사람일수록 장수한다는 말이 전혀 근거 없는 얘기가 아닌 것이다. 이 사실로 미루어 짐작해 보면 눈의 노화가 늦게 시작되는 사람일수록 몸의 노화도 늦춰질 것이다.

지금까지 자외선이 노화를 부추기는 악당인 것처럼 애

기했는데, 사실 자외선은 우리에게 꼭 필요한 빛이다. 인간은 자외선이 없으면 뼈의 성장에 필요한 비타민D를 합성할 수 없다. 비타민D는 음식으로 섭취하는 것이 어려운 영양소이기 때문에 일광욕을 함으로써 비타민D의 합성을 촉진해야 한다. 또한 자외선은 혈액 순환을 촉진하고 신진대사에도 한몫을 한다.

피부와 눈의 노화를 막기 위해 자외선을 완전히 차단한다는 건 불가능한 일인 만큼 조심하고 지혜롭게 조절하면서 살아가야 한다.

통증의 원인이
노안일 수도 있다

상상해 보자. 컴퓨터로 일할 때, 스마트폰을 진지하게 볼 때 당신은 어떤 표정을 지을까? 그때의 얼굴을 거울로 본다면 당신은 깜짝 놀랄지도 모른다.

전철에서 스마트폰을 보는 많은 사람들이 미간을 찌푸리고 눈을 가늘게 뜨고 무서운 표정을 짓고 있다. 그런 표정이야말로 눈이 혹사당하고 있다는 증거다. 누구나 집중해서 컴퓨터 작업을 할 때, 스마트폰을 응시할 때 표정은 경직되어 있고 눈은 긴장한다. 그런 상황에서 눈이 빨리 피로감을 느끼는 것은 당연하다.

최근 목이나 어깨 결림이 심해졌다면 안정피로나 노안을 의심해 보는 것이 좋다. 안정피로나 노안이 목이나 어깨 결림과 관계 있다는 말에 고개를 갸우뚱할지 모르겠다. 하지만 조금만 깊이 생각해 보면 금세 이해할 것이다.

먼저 주목해야 할 것은 '자세'다. 컴퓨터나 스마트폰을 볼 때 당신은 어떤 자세로 있는가? 같은 자세로 장시간 있지는 않는가? 그러면 혈액 순환이 나빠지기 때문에 목이나 어깨 결림, 때에 따라서는 두통이 생긴다.

여기에 더해 노안이나 시력 저하가 있으면 화면에 얼굴을 가까이 대고 들여다보기 때문에 더욱 더 목이나 어깨에 부담이 가고 혈액 순환이 나빠진다. 자세를 바로잡지 않으면 목이나 어깨 결림에 그치지 않고 등이나 허리의 통증으로 이어지니 주의해야 한다.

또한 안정피로로 눈이 피곤하거나 노안 증상이 있으면 눈의 초점 조절 기능에 이상이 생겨서 무리하게 초점을 맞추려고 한다. 그러면 눈에 과다하게 부담이 가고, 처음에 말했듯이 눈을 가늘게 뜨고 얼굴은 무서운 표정을 짓고 눈 주위 근육은 긴장한다. 이것이 눈의 피로뿐만 아니라 어깨 결림이나 두통을 일으키는 원인이 된다.

초점 조절은 모양체근이 하는데, 컴퓨터나 스마트폰 등

을 집중해서 오랜 시간 보고 있으면 모양체근은 계속 긴장한다. 모양체근은 아주 작은 근육이다. 모양체근에 과도한 부담이 가면 눈 주변의 근육이 피로해지고, 그 영향으로 초점 조절 기능이 쇠퇴하고 노안이나 안정피로는 더더욱 악화된다. 더욱이 모양체근은 자율신경의 지배를 받고 있는데, 모양체근을 장시간 혹사하면 자율신경의 균형이 무너지고 만다. 자세히 말하면, 모양체근이 혹사당한 상태에서는 눈 주변의 근육이 긴장해 혈액 순환이 나빠지고, 이런 일이 반복되면 자율신경 중에서 교감신경의 영향력이 강해져 얼굴에서 목, 어깨 근육까지 긴장하게 된다.

눈의 혈관은 아주 가늘기 때문에 어깨나 목의 혈액 순환이 악화되면 눈 주변의 혈액 순환도 악화될 수밖에 없다. 그러니 눈의 피로를 해소해야 한다. 눈의 피로를 해소하지 않으면 어깨 결림이 오며, 어깨 결림을 해소하지 않으면 눈의 피로는 가중된다. 반대로 눈의 피로가 해소되고 노안이 개선되는 등 눈을 편하게 사용하면 목이나 어깨 결림도 사라진다. 직업상 장시간 같은 자세로 컴퓨터 작업을 할 수밖에 없다면 1시간마다 10분씩 휴식을 취하면서 스트레칭이나 마사지로 몸을 움직일 것을 권한다. 그렇게 하기도 힘들다면 10분에 한 번, 몇 초라도 좋으니 눈의 초점을 컴퓨터가 아닌 다른 곳으로 옮겨 보자.

눈이 젊으면
마음도 젊어진다

식사와 독서, TV 시청, 산책, 여행까지 삶은 '눈으로 보고 즐기는' 것들로 넘쳐난다. 몇 번이고 되풀이해서 말하지만, 시각 정보의 80~90%는 눈으로 들어와 뇌에서 처리된다. 시각 정보가 감소하면 뇌로 전달되는 자극이 감소하며, 그로 인해 활동력이 떨어진다.

'웃고 있다', '화내고 있다' 등의 얼굴 표정도 시각 정보의 하나다. 감정이 담긴 얼굴 표정은 인지증 환자도 인식할 수 있지만, 나이가 들수록 사람들 사이의 미묘한 감정 기류를 읽거나 섬세한 감정 교류는 힘들어진다. 눈이 노화하면 설상가상으로 상대방의 표정을 읽어 내기가 힘들어져서 대화가 원활히 이뤄지지 못할 수도 있다. 그러다 아주 사소한 일이 계기가 되어 사람들과 대화하거나 외출하는 것이 두려워지는 상황이 올지 모른다. 거울로 얼굴을 보아도 아름답게 가꿔야겠다는 생각이 들지 않을 수 있고, 방 한구석에 쌓인 먼지를 보지 못해 방이 지저분해져도 방치할 수 있다. 생각도 하기 싫은 일을 나열했는데, 협박이 아니다. 내가 말하고 싶은 것은 그 반대다.

눈이 젊으면 마음도 젊게 살 수 있다는 것은 틀림없는 사실이다. 눈이 노화하면 자율신경의 균형이 무너져 우울증으로 이어지는 일까지 생긴다. 마음만이 아니다. 생활습관병이나 비만 등 질병으로 이어질 수도 있다.

노안을 예방하면 몸의 노화가 예방되며, 몸의 노화를 예방하면 눈의 노화 역시 예방할 수 있다.

chapter

3

몸이 젊어지는
눈 트레이닝+α

눈을 지키는 가장 확실한 방법, 눈 트레이닝

노화를 예방하려면 무엇을 하면 좋을까? 제일 먼저 식생활 개선과 운동이 떠오르지 않을까 싶다. 실제로 영양이 골고루 들어 있는 식사를 하고, 스트레칭이나 근육 트레이닝을 함으로써 신체 기능을 높이면 신체 나이를 젊게 유지할 수 있다.

앞에서 얘기했듯이, 눈의 노화를 예방하면 몸의 노화도 예방할 수 있다. 눈도 몸의 일부이다. 눈에는 모양체근과 같은 내안근, 외안근, 눈둘레근 등 중요한 근육이 있으며 미세 혈관이 많이 퍼져 있다. 모든 근육이 중요한 역할을 하지만, 나이가 들면서 몸의 근육이 쇠퇴하듯 눈의 근육도 쇠퇴한다. 예를 들어 수정체의 두께를 조절하는 모양체근이 쇠퇴하면 노안이 생길 수 있다.

그러니 신체 나이를 젊게 유지하기 위해 스트레칭이나 근육 트레이닝을 하듯 눈도 트레이닝을 해보자. 눈을 트레이닝함으로써 젊은 상태를 유지할 수 있다.

눈 트레이닝은 안구 트레이닝을 가리킨다. 여기서 소개하는 눈 트레이닝은 필자가 환자들에게 실천하게 했던 것들이다. 눈 주변의 근육을 풀어 주고 눈을 움직이는 근육과 연동된 얼굴 근육을 단련하게 했더니 혈액 순환까지 좋아졌다. 당신도 눈 트레이닝을 하면서 이후에 소개하는 생활 습관과 식습관을 함께 실천하면 충분히 눈과 몸의 노화를 예방할 수 있다.

눈 트레이닝은 방법이 간단하고 단 몇 분이면 효과를 볼 수 있으니 매일 틈틈이 하자.

눈 트레이닝 1 - 원근 트레이닝

앞에서 소개한, 먼 곳과 가까운 곳을 교대로 보는 트레이닝이다.

먼 곳과 가까운 곳을 번갈아 보면 수정체의 두께를 조

절하는 모양체근과 수축을 조절하는 홍채근이 유연해진다. 그러면 노안 증상이 개선되고, 피곤했던 눈이 시원해진다. 안경이나 콘택트렌즈를 낀 채로 할 수 있다.

눈 트레이닝 2 - 손가락 슬라이드 트레이닝

사람이 많은 곳을 다니면 눈이 쉽게 피곤해지고, 흐릿하게 보여 차를 운전하기가 힘들어진다면 '손가락 슬라이드 트레이닝'을 권한다.

얼핏 보면 원근 트레이닝과 비슷하지만, 차이점이 있다. 원근 트레이닝이 가까운 곳과 먼 곳을 교대로 봐서 수정체의 두께를 조절하는 방법이라면, 손가락 슬라이드 트레이닝은 움직이는 손가락을 눈으로 따라가는 방법이다. 이것을 '동체 시력'이라고 한다.

정확히 말하면, 동체 시력은 움직이는 사물을 눈으로 따라가며 재빨리 초점을 맞추는 능력이다. 동체 시력을 단련하면 사물에 초점을 맞추기 쉬워진다. 또한 컴퓨터나 스마트폰 등 밝은 화면을 오랫동안 너무 가까이에서 보면 눈 주위의 근육이 굳는데, 손가락 슬라이드 트레이닝으로 동

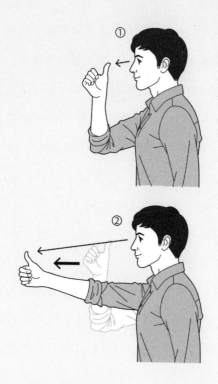

[손가락 슬라이드 트레이닝]

① 얼굴 앞쪽에 엄지손가락을 세우고 손톱을 응시한다.

② 엄지손톱을 1초간 응시했다가 팔을 뻗어 엄지손가락을 재빨리 눈에서 멀리 떨어뜨린다.

③ 엄지손톱을 3초간 응시했다가 다시 엄지손가락을 눈 가까이 가져온다.

④ ①~③을 30회 정도 반복한다.

※ 집게손가락으로 해도 된다.

체 시력을 단련시키면 눈 주위의 근육이 유연해지기 때문에 스마트폰 노안이나 안정피로에도 효과적이다.

동체 시력도 나이가 들수록 쇠퇴한다. 실제로 운전면허 시험장에서는 70세 이상의 면허 갱신자에 대해 움직이는 사물을 인식할 수 있는지 여부를 테스트하고 있다.

눈 트레이닝 3 - 평면 원근 읽기 트레이닝

'원근 트레이닝'의 변형으로, 초점을 맞추는 데 큰 역할을 하는 모양체근을 단련한다.

방법은 간단하다. 크고 작은 글자가 섞여 있는 평면 글자판에서 특정 글자를 찾아내는 것이다. 글자 찾기를 하는 과정에서 원근을 조절함으로써 모양체근이 단련되고 초점 조절 기능이 개선되는 효과가 있다.

우리의 뇌는 큰 것은 가까이에, 작은 것은 먼 곳에 있다고 착각한다. 이 원리를 이용한 것이 '평면 원근 읽기 트레이닝'이다. 이 트레이닝을 계속 하면 원근의 초점을 맞추기 쉬워지므로 노안인 사람은 물론 저녁이 되면 눈이 피곤해서 초점을 맞추기 힘든 사람에게도 유효하다.

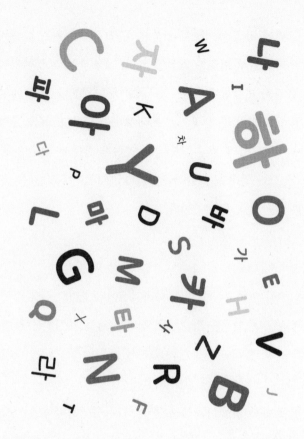

① 60초 안에 얼굴은 움직이지 않고 눈만 움직여서 '가'부터 '하'까지 글자를 눈으로 찾는다.

※ 책을 옆으로 돌려서 본다.

그런데 이 트레이닝을 반복해서 하다 보면 뇌가 글자의 위치를 기억해 버리는 단점이 있다. 그렇게 되면 트레이닝의 효과가 반감된다. 그런 경우에는 좋아하는 문장 속에서 특정 글자를 찾는 방식으로 트레이닝을 해보자. 예를 들어 '나는 예쁜 꽃이 좋다', '오늘은 날씨가 좋아서 기분이 좋다'와 같이 문장을 만들어 '꽃'이나 '날씨', '기분' 같은 글자를 순서대로 찾는 것이다.

눈 트레이닝 4 - 8점 빙글빙글 트레이닝

안구를 빙글빙글 돌리는 트레이닝이다. 8개의 점을 하나씩 응시하며 안구를 빙글빙글 돌리면 외안근이 풀린다. 어깨가 결릴 때 팔을 빙글빙글 돌려서 근육을 풀어 주듯이 외안근의 긴장을 완화시키는 것이다.

이 트레이닝은 눈둘레근 등의 표정근도 자극하므로 계속 하면 눈에 생기가 넘쳐 얼굴이 젊어 보이는 효과까지 기대할 수 있다.

안구를 안쪽으로 모으는 방법으로, 근견폭주표(近見輻輳表. 3점 사시 시트)를 사용해서 트레이닝한다. 일본의 안과의사 이무라 나오키(井村尚樹)가 고안했다.

이 트레이닝은 '테크노스트레스(Technostress) 안증'의 치료에 효과적이다. 테크노스트레스 안증이란 VDT 증후군의 별칭으로, 컴퓨터나 스마트폰을 같은 자세로 장시간 봄으로써 눈을 포함한 전신에 생기는 피로 증상이다. 눈에 한정해서 말하면, 모양체근의 근육이 굳거나 눈이 피로해서 초점을 맞추기 힘들어지는 등 노안과 비슷한 증상이 나타난다. 스마트폰 노안이 대표적이다.

컴퓨터, 스마트폰 등을 계속 가까이 봐서 눈 주변의 근육이 굳고 그 영향으로 수정체의 두께를 조절하는 모양체근의 기능이 떨어진 경우에는 3점 사시 트레이닝을 함으로써 근육을 이완하고 수정체의 움직임을 부드럽게 할 수 있다. 모양체근을 단련시키므로 스마트폰 노안은 물론, 나이가 들면서 나타나는 노안을 회복하는 데도 효과적이다. 트레이닝을 계속 하다 보면 눈의 초점을 맞추기가 훨씬 쉬워졌음을 실감하게 될 것이다.

이 트레이닝은 노안 증상이 나타나기 시작한 사람뿐만 아니라 평소 컴퓨터나 스마트폰을 장시간 사용해 몸에 이상을 느끼는 사람, 시력 저하를 느끼기 시작한 사람에게 특히 추천한다. 안경이나 콘택트렌즈를 낀 채로 해도 상관없지만, 3개의 원이 안경 렌즈에서 벗어나는 경우에는 안경을 벗고 한다.

3점 사시 트레이닝과 앞에서 소개한 8점 빙글빙글 트레이닝을 함께 하면 훨씬 효과가 높아진다. 3점 사시 트레이닝은 모양체근 수축 운동이고, 8점 빙글빙글 트레이닝은 모양체근을 시작으로 눈 주위의 근육을 이완시키는 눈 운동이다. 몸을 단련시킬 때는 근육의 수축과 이완의 균형이 중요하고, 한 곳만 열심히 단련시키는 것이 아니라 여러 곳으로부터 자극을 받아야 균형이 잡히는 것과 같은 이치다. 두 가지 트레이닝을 함께 함으로써 외안근과 내안근, 특히 모양체근의 긴장과 이완이 반복되어 초점 조절을 담당하는 모양체근이 균형 있게 단련된다.

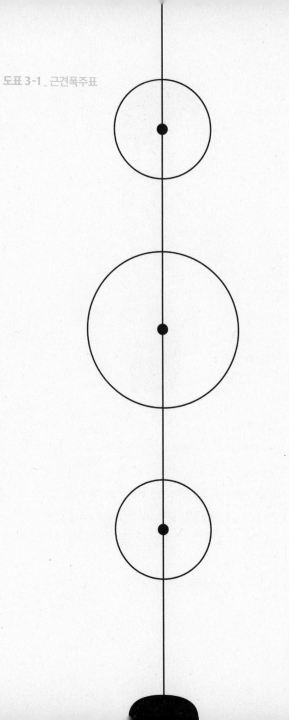

도표 3-1_ 근견폭주표

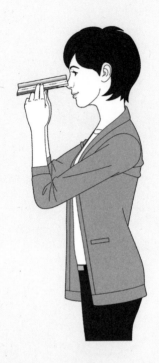

① 근견폭주표에서 아래쪽의 검은 반원 부분에 코를 대고 얼굴은 정면을 향한다. 이때 얼굴과 근견폭주표는 수직이 되게 한다.

② 가장 멀리 보이는 원의 가운데에 있는 검은 점을 두 눈으로 1초간 응시한다.

③ 중간에 위치한 원의 가운데에 있는 검은 점을 두 눈으로 1초간 응시한다.

④ 가장 가까이 보이는 원의 가운데에 있는 검은 점을 두 눈으로 1초간 응시한다.

⑤ 매일 아침, 낮, 저녁으로 ①~④를 3회씩 반복한다.

눈 트레이닝 6 - 가위바위보 트레이닝

눈을 크게 떴다가 다시 꽉 감는 방법이다. 주로 눈 주위에 있는 눈둘레근을 단련해 눈 주변의 혈액 순환을 좋게 하고, 다크서클이나 눈 밑 처짐을 해소할 수 있다. 또한 트레이닝을 하면 눈물이 나오기 때문에 안구 건조증을 개선하는 효과가 크다. 컴퓨터 작업 중에 눈이 뻑뻑해지면 바로 해보자. 하루에 몇 번씩 해도 상관없다. 안경이나 콘택트렌즈를 낀 채로 할 수 있으니 자주 하자.

눈 트레이닝 7 - 혈자리 마사지

얼굴이나 눈 주위에는 혈자리가 많다. 이 혈자리를 꾹 눌러 주면 눈 주위의 혈액 순환이 좋아지면서 눈으로 산소나 영양이 원활히 전달되므로 눈 트레이닝 효과를 더욱 높일 수 있다.

혈자리 마사지는 눈에만 효과가 있는 것이 아니다. 먼저 얼굴의 혈액 순환이 좋아져 얼굴빛이 맑아진다. 더욱이 눈가나 눈 밑에 생길 수 있는 주름이 예방되어 피부가 생기 있어진다. 컴퓨터 작업을 하다가 잠시 쉴 때, 전철을 타

양백(陽白)

위치 : 눈썹의 중심에서 엄지손가락의 굵기만큼 위쪽 지점

효과 : 눈 위쪽의 통증 해소

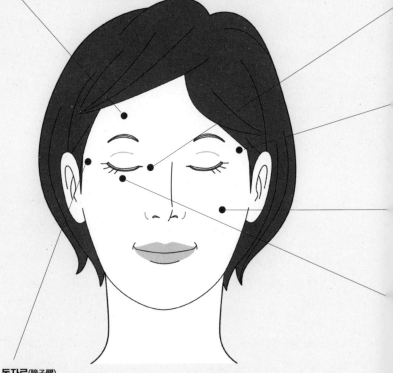

동자료(瞳子髎)

위치 : 눈꼬리에서 엄지손가락 굵기만큼 바깥쪽에 있는 뼈가 우묵한 부분

효과 : 눈꼬리의 주름 예방, 두통 개선

정명(睛明)

위치 : 눈 안쪽을 손가락으로 눌렀을 때 우묵한 느낌이 있는 곳, 가볍게 눌렀을 때 코 안쪽의 자극을 느끼는 곳
효과 : 눈의 피로 회복, 눈 밑의 주름 해소

태양(太陽)

위치 : 눈썹 끝과 눈꼬리의 중간에서 관자놀이에 가까운 곳
효과 : 눈의 피로 회복, 눈이 침침한 증상 개선

관료(顴髎)

위치 : 광대뼈가 도드라진 부분의 바로 아래. 눈꼬리에서 아래로 그은 직선과, 콧구멍의 높이에서 수평으로 그은 선이 교차하는 곳
효과 : 안정피로 해소, 눈 밑이나 이마의 주름 예방

사백(四白)

위치 : 검은자위 바로 밑에 있는 뼈의 테두리에서 약간 아래쪽 지점
효과 : 안정피로 해소, 눈의 경련 해소, 두통 개선

※ 각각의 혈자리는 얼굴의 좌우에 하나씩 있다.

고 갈 때 등 일상에서 잠깐씩 짬을 내서 할 수 있으니 꼭 눈 트레이닝과 병행하기를 권한다.

혈자리는 좌우 대칭으로 위치해 있으므로 혈자리 마사지를 할 때는 좌우의 혈자리를 동시에 자극하자.

혈자리 마사지의 요령과 주의할 점

• 숨을 내쉬면서 3~5초 정도 '기분 좋게 아픈 정도'의 세기로 혈자리를 꾹 누른다.

• 힘을 너무 많이 주면 효과가 반감되니 주의한다.

• 92~93쪽에 소개된 6개의 혈자리를 순서대로 누르는 과정을 5회 반복한다.

• 식후에 바로 하지 않는다.

• 혈자리 마사지를 하고 나서 바로 운동하지 않는다. 5~10분 정도 안정을 취한 뒤에 운동하는 것이 좋다.

눈과 몸의 피로를 없애는 혈액 순환 마사지

노화를 예방하면서 노안 증상이 개선되는 눈 트레이닝과 혈자리 마사지를 소개했다. 이번에는 몸의 혈액 순환을 좋게 하는 방법을 알아본다. 시력이 떨어지거나 노안이 오면 사물을 또렷이 보기 위해 눈을 사물에 가까이 대거나 눈을 찌푸리는 등 긴장을 하게 된다. 그러면 근육이 뭉쳐서 혈액 순환이 안 좋아지고 피로감이 커진다.

내용을 보면서 느꼈겠지만 인간의 몸은 모두 연결되어 있다. 그래서 몸의 혈액 순환이 좋아지면 눈의 혈액 순환도 좋아진다. 그런 의미에서 눈의 혈액 순환과 직결되는 목, 어깨 등의 혈액 순환 마사지를 소개한다.

목은 시신경이 이어진 부위로, 목의 혈액 순환이 나빠지면 눈에 이상이 생긴다. 그러니 평소에도 꾸준히 목의 혈자리를 누르거나 마사지를 해서 뭉친 근육을 풀고 혈액 순환을 좋게 해주어야 한다.

아래에 소개하는 3개의 혈자리는 목의 뭉침이나 눈의 피로를 푸는 데 효과가 있다. 컴퓨터나 스마트폰을 많이 사용해 눈이 피곤할 때 눌러 주기만 하면 피로가 해소되고, 하루의 업무가 끝났을 때나 잠자기 전에 마사지를 해주면 피로가 풀리면서 숙면을 취할 수 있다.

[목의 혈자리 위치]

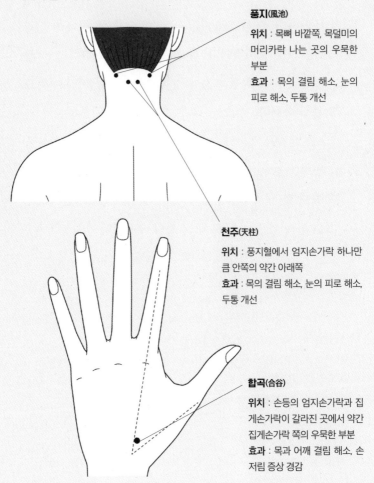

풍지(風池)

위치 : 목뼈 바깥쪽, 목덜미의 머리카락 나는 곳의 우묵한 부분

효과 : 목의 결림 해소, 눈의 피로 해소, 두통 개선

천주(天柱)

위치 : 풍지혈에서 엄지손가락 하나만큼 안쪽의 약간 아래쪽

효과 : 목의 결림 해소, 눈의 피로 해소, 두통 개선

합곡(合谷)

위치 : 손등의 엄지손가락과 집게손가락이 갈라진 곳에서 약간 집게손가락 쪽의 우묵한 부분

효과 : 목과 어깨 결림 해소, 손 저림 증상 경감

목 스트레칭

목의 결림을 해소하려면 스트레칭으로 목 근육을 이완시키는 것도 효과적이다. 목 스트레칭이라고 하지만, 늘리는 부분은 목 뒤쪽에서 등에 걸쳐 있는 승모근이라는 비교적 큰 근육이다.

스트레칭을 할 때는 자연스럽게 호흡을 하는데, 근육을 늘릴 때는 숨을 내쉬면서 조금씩 늘리면 무리하지 않고 기분 좋게 할 수 있다. 혈자리 마사지를 할 때와 마찬가지로 '기분 좋게 아픈 정도'로 하는 것이 요령이다.

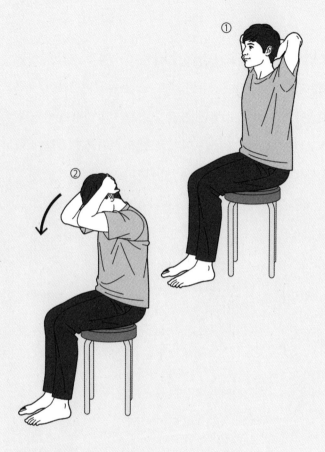

[목 스트레칭]

① 등을 쭉 펴고 앉아 두 손을 목 뒤쪽에서 깍지 낀다.

② 그대로 목을 앞으로 천천히 숙인다. 이때 등을 굽히지 않도록 주의한다.
　숨을 멈추지 않도록 의식하면서 30초간 스트레칭한다.

간단히 할 수 있지만 어깨 결림 해소에 효과가 탁월한 스트레칭이다. 어깨를 위아래로 움직여서 어깨의 긴장과 이완을 반복하면 정체된 혈액이 순환하고 긴장이 풀린다. 스트레칭이 끝난 후에는 어깨 주위가 시원하게 풀린 것을 느낄 수 있다.

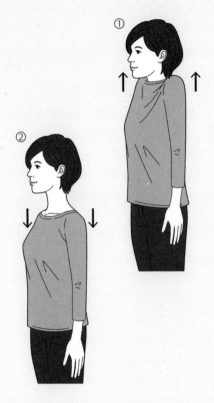

[목·어깨 스트레칭]

① 두 팔의 힘을 빼고 늘어뜨린 상태에서 양 어깨를 똑바로 천장을 향해서 끌어올린다. 이때 손가락이나 손목, 팔꿈치는 의식적으로 힘을 빼자. 또한 턱을 쳐들면 효과가 없으므로 얼굴은 정면을 향한다.

② 올린 어깨를 그대로 천천히 내린다. 단숨에 힘을 쑥 빼지 않도록 하자. 15~20회 반복한다.

어깨 결림 해소에 최적인 어깨의 혈자리는 모두 4개다. 이 혈자리를 눌러서 아프면 어깨 결림이 있고 눈도 피로한 상태다. 어깨는 장시간 컴퓨터를 사용하거나 긴장하고 지내면 뭉치기 쉬운 부위이기 때문이다.

여기에서 소개하는 혈자리는 생각날 때마다 눌러 주기만 해도 뭉친 근육이 풀리고 혈액 순환이 좋아진다. 97쪽에서 소개한 목의 혈자리(풍지, 천주, 합곡)도 함께 눌러 주면 효과가 더욱 높아진다.

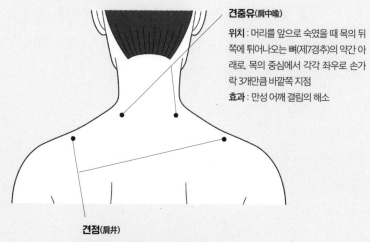

견중유(肩中兪)

위치 : 머리를 앞으로 숙였을 때 목의 뒤쪽에 튀어나오는 뼈(제7경추)의 약간 아래로, 목의 중심에서 각각 좌우로 손가락 3개만큼 바깥쪽 지점

효과 : 만성 어깨 결림의 해소

견정(肩井)

위치 : 목 아래쪽과 어깨 바깥쪽의 한가운데쯤

효과 : 어깨 결림 해소, 눈의 피로 해소

곡지(曲池)

위치 : 팔꿈치를 굽혔을 때 큰 주름이 생기는 팔의 바깥쪽 부분

효과 : 목의 결림 해소, 어깨 결림 해소, 두통 진정, 안정피로 해소

수삼리(手三里)

위치 : 곡지에서 손가락 3개만큼 손 쪽으로 나아간 곳

효과 : 목의 결림 해소, 어깨 결림 해소, 사십견 해소

어깨 스트레칭

어깨 결림이 있으면 견갑골 주위의 혈액 순환이 좋지 않다는 것이다. 이때 견갑골을 회전시켜서 움직임을 부드럽게 해 어깨의 긴장을 푸는 스트레칭을 하면 좋다.

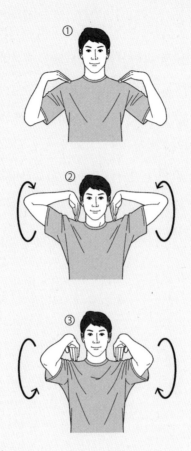

[어깨 스트레칭]

① 등을 똑바로 펴고, 두 어깨 위에 손가락 끝을 댄다.

② 어깻죽지부터 천천히 어깨를 크게 뒤로 돌린다.

③ ②와 마찬가지로 어깨를 크게 앞쪽으로 돌린다. ②, ③을 각각 20회 반복한다.

등 스트레칭

컴퓨터 작업을 장시간 하다 보면 얼굴이 점점 화면 쪽으로 기울면서 등이 고양이 등처럼 굽는 경우가 적지 않다.

얼굴이 몸통보다 앞으로 나오면 눈에 부담이 가중되는 동시에, 목의 아래쪽에서 등에 걸친 근육도 굳어진다. 그렇게 되면 더욱 자세가 나빠지면서 눈도 훨씬 피곤해지는 악순환이 되풀이된다. 스트레칭으로 목의 아래쪽부터 등까지 근육을 늘려서 풀어 주자.

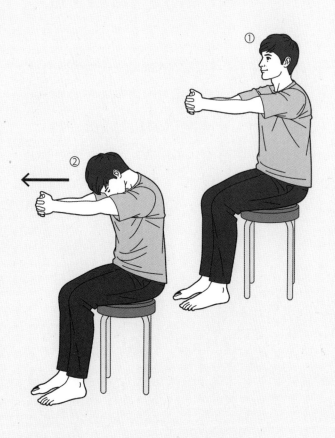

[등 스트레칭]

① 두 손을 깍지 끼어서 앞쪽으로 팔을 쭉 뻗는다.

② 견갑골을 좌우로 연다는 느낌으로 두 팔을 더욱 늘린다. 이때 고개는 팔의 움직임에 따라 자연스럽게 숙인다.

③ 기분 좋을 만큼 팔을 늘린 상태에서 20~30초간 유지한다.

가슴·등 스트레칭

컴퓨터 작업이나 집안일을 하느라 앞으로 숙이는 자세로 오래 있으면 몸의 앞쪽, 특히 흉부에 있는 대흉근 주변이 둥글게 굽어서 혈액 순환이 나빠진다. 가슴을 여는 스트레칭을 하면 등과 어깨, 가슴 근육의 수축과 이완이 반복되어 혈액 순환이 좋아진다.

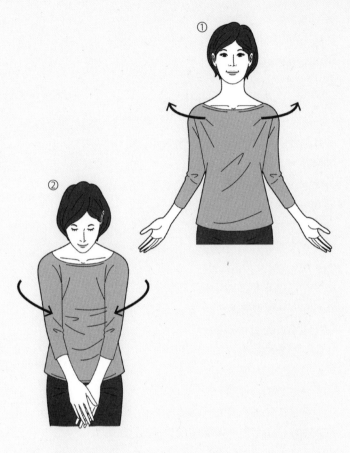

[가슴·등 스트레칭]

① 가슴을 펴 등의 근육을 축소시킨 상태로 10초간 유지한다.

② 가슴을 닫아 등의 근육을 이완한 상태로 10초간 유지한다.

③ ①과 ②를 10회씩 반복한다.

chapter

4

블루 라이트로부터
눈을 지키는 습관

눈의 부담을 줄이며
스마트폰, 컴퓨터, TV 보는 법

컴퓨터, 스마트폰, TV를 장시간 보는 것이 얼마나 눈에 나쁜지는 이제 충분히 알았을 것이다. 하지만 현실적으로 스마트폰, 컴퓨터, TV를 멀리하는 건 힘들어 보인다. 그렇다면 조금이라도 눈의 부담을 줄이면서 스마트폰, 컴퓨터, TV를 이용할 수는 없을까?

시선을 '돌리면' 눈에 피로가 쌓이지 않는다

일하는 환경이 아무리 쾌적해도 같은 자세로 장시간 일하는 것 자체가 눈과 몸에 엄청난 부담을 준다. 눈의 초점 조절 기능은 일정한 거리에 있는 사물을 오래 볼수록 점점 떨어지기 때문이다. 그래서 컴퓨터 작업을 할 때는 최소

1시간에 한 번은 컴퓨터 모니터에서 고개를 돌려 눈을 쉬게 해주어야 한다.

'눈을 쉬게 한다'고 하니 '눈을 감으면 되겠네'라고 생각하는 사람이 많은데, 꼭 그렇게 하지 않아도 된다. 그저 컴퓨터 모니터에서 눈을 돌려 다른 곳을 바라보기만 해도 된다. 일부러 창을 열고 먼 곳의 풍경을 볼 필요도 없다. 모니터보다 약간 먼 곳을 바라보기만 해도 눈의 피로감은 줄어든다. 눈을 쉬게 한다는 것은 '일정한 거리에 맞춰진 초점을 조절하는 것'이 목적이기 때문이다. 그렇게 눈을 쉬어 주면서 앞에서 소개한 스트레칭을 함께 실천해 굳어진 근육을 풀어 주면 눈은 훨씬 편안해진다.

요즘에는 쉴 틈이 생기면 습관적으로 스마트폰을 들여다보는 사람들이 늘었다. 그래서는 눈이 쉴 수 없다. 그렇잖아도 눈을 혹사하며 사는데, 쉬는 동안만큼은 눈을 쉬게 해주어야 한다. 눈을 쉬게 하는 건 결코 어려운 일이 아니다. 피곤한 정도에 따라서 10분마다 몇 초라도 시선을 돌려 주는 것으로도 충분하다. 눈의 피로가 풀리니 오히려 일의 효율이 높아진다.

3가지 기본 수칙만 지켜도 눈의 부담이 덜하다

스마트폰, 컴퓨터, TV를 눈에 부담이 덜한 방식으로 이용하려면 아래의 3가지 수칙을 기억해야 한다.

첫째, 화면을 같은 자세로 장시간 응시하지 않는다. 그이유는 이미 얘기했다.

둘째, 어두운 곳에서 보지 말고 가능한 주위가 밝은 곳에서 보자. 어두운 곳에서 스마트폰이나 컴퓨터의 화면을 보면 실내의 어두움과 화면의 밝기가 크게 차이 나기 때문에 눈이 훨씬 더 크게 피로를 느낀다.

한편, 눈이 부실 정도로 화면이 너무 밝은 것도 좋지 않다. 눈부신 화면을 계속 보는 것은 형광등을 계속 응시하는 것과 같아 눈에 엄청난 부담이 된다. 최신 스마트폰에는 사용 환경의 밝기를 인식해 자동으로 화면의 밝기를 조절하는 기능은 물론 블루 라이트 필터 기능이 있어 이 두가지 기능을 함께 이용하면 비교적 눈이 편하게 스마트폰을 이용할 수 있다.

셋째, 잠자기 전에 보지 않는다. 블루 라이트의 영향으로 수면 호르몬인 멜라토닌의 분비가 저하되면 불면으로 이어지고, 불면은 눈의 노화는 물론 비만과 다양한 질병의 원인이 되기 때문이다.

화면을 시선 아래로 설치한다

화면을 보는 각도에 따라 눈이 느끼는 부담감이 달라진다. 화면과의 거리는 40cm 이상(와이드 화면이라면 50cm 이상)이 바람직하다. 사무실에서는 공간의 제약이 있고 일에 몰두하느라 컴퓨터 모니터를 가까이 두고 보는 경우가 많은데, 그러면 눈이 피곤해질 수밖에 없다.

눈과 화면 사이의 거리를 40cm 이상 유지하고, 약간 아래로 내려다보듯이 화면의 위치를 조정하자. 정면보다 약간 아래로 내려다보는 위치가 눈이 쉽게 피곤해지지 않는 각도이다.

실제로 해보면 느끼겠지만, 화면을 올려다보면 눈에 힘이 들어가면서 눈을 크게 뜨게 되고, 그러면 눈의 노출 면적이 커져서 건조한 영역이 늘어난다. 이것이 눈의 피로나 안구 건조증의 원인이 된다.

가장 좋은 방법은 모니터의 높이나 위치를 조절할 수

있는 제품을 쓰는 것이지만 그럴 수 없다면 책상이나 의자의 높이를 조정하는 것으로 대응하자.

TV의 경우 눈과 화면과의 거리를 지키는 게 중요하다. 적절한 거리의 기준은 화면 높이의 약 3배라고 한다. TV의 높이가 약 50cm라면 1.5m 이상 떨어져서 봐야 하는 것이다. 그때 시선은 컴퓨터와 마찬가지로 정면 혹은 그보다 약간 아래를 향하는 것이 좋다.

화면의 밝기를 조절한다

화면을 볼 때 주의해야 할 것 중의 하나가 '휘도(밝기)'다. 눈에 알맞은 휘도는 주위 환경에 따라 달라진다. 예를 들면 맑은 날 바깥에서는 스마트폰의 화면이 어두워서 보기 힘들다. 이것은 화면이 어두워서가 아니라 주위가 밝아서 상대적으로 화면이 어둡게 느껴지는 것이다.

이와 같이 화면의 밝기는 주위 환경의 영향을 크게 받기 때문에 '눈이 편안한 밝기는 이것이다'라고 단정지어 제시하기 어렵다. 하지만 일본 행정 기관에서 작성한 가이드라인은 다음과 같다(출처: 후생 노동성 노동 기준국 'VDT 작업의 노동 위생 관리를 위한 가이드라인').

'디스플레이 화면을 이용하는 경우 화면의 조도는 500lx(룩스) 이하, 서류 및 키보드의 조도는 300lx(룩스) 이상으로 할 것. 또한 디스플레이 화면의 밝기, 서류 및 키보드 면의 밝기와 주변 밝기의 차이는 가능한 적게 할 것.'

즉 화면의 밝기와 서류나 키보드 면의 밝기, 실내의 밝기가 같은 것이 가장 눈이 편한 밝기다. 잘 모르겠다면, 화면에 빈 문서 파일을 열어 하얀 종이와 비교해 보자. 양쪽의 밝기를 되도록 같게 맞추면 눈이 느끼는 부담이 적어진다.

디스플레이 화면 중에는 밝기를 자동으로 최적화해 주는 기능이 탑재된 것도 있으니 이 기회에 바꾸는 것도 검토해 보자.

안경이나 필름으로 블루 라이트를 차단한다

블루 라이트는 디스플레이의 설정으로 줄일 수 있다. 또한 컴퓨터나 스마트폰을 볼 때 블루 라이트 차단 안경을 사용하거나, 화면에 블루 라이트 차단 필름을 붙이면 눈의 피로를 덜 수 있다.

화면 반사를 막자

전철 안에서 스마트폰을 보는데 조명이나 직사광선이 비쳐서 읽기 힘들었던 경험이 있는가? 그러면 눈이 더 피로해진다. 컴퓨터나 TV도 화면에 빛이 비치면 눈이 쉽게 피로해진다. 방 한가운데에 있는 조명이 등 뒤에서 컴퓨터 화면을 비추는 경우, 다른 디스플레이 화면이 반사되는 경우도 마찬가지다. 빛이 비치는 화면을 보고 있으면 자기도 모르는 사이에 눈에 부담이 간다.

글레어(Glare)는 조명 용어로, 컴퓨터 작업을 하거나 TV를 볼 때 빛이나 조명이 화면에 비쳐 불쾌감을 주거나 눈부심으로 화면의 내용을 보기 힘든 현상을 말한다. 그럴 때는 간단한 방법으로 글레어를 막을 수 있다.

먼저, 디스플레이 화면을 상하좌우로 움직여서 빛이 비치지 않는 위치를 찾는다. 직사광선이 화면에 반사되는 경우에는 커튼이나 블라인드를 쳐서 창문으로 직사광선이 들어오지 않게 하고, 조명이 반사되는 경우에는 컴퓨터나 TV의 위치를 옮겨 보자. 표면의 광택을 억제하는 보호 필름을 모니터에 붙여도 글레어를 막을 수 있다.

스마트폰 화면을 적절한 밝기로 조절한다

스마트폰을 볼 때 화면의 밝기에 신경 쓰는 사람이 몇이나 될까? 컴퓨터 모니터의 밝기를 의식하는 사람은 많지만, 스마트폰의 화면 밝기는 초기 설정 그대로 사용하는 경우가 대부분이다. 하지만 컴퓨터나 TV 화면보다 작고, 때와 장소를 가리지 않고 보게 되는 스마트폰이야말로 화면의 밝기를 적절하게 조절함으로써 눈의 부담을 줄일 필요가 있다.

다행히도 스마트폰은 설정 메뉴에서 자신이 원하는 밝기로 조절하는 기능이 있다. 자동조절 기능인데, 여기서는 아이폰(iPhone)을 예로 들어 설명한다.

① '설정' 메뉴에서 '배경화면 및 밝기(화면 표시와 밝기)'를 터치한다.
② 밝기를 조절하는 슬라이드 바를 좌우로 움직여서 '밝기 자동조절'을 '온(ON)'으로 놓는다.

이때 슬라이드 바로 조절한 밝기가 초기값이 되어 자동

으로 조절된다.

색온도라는 개념을 아는가? 색온도는 색을 나타내는 방식의 하나로, 빛의 색이 온도에 따라 다르게 보이는 것에 착안해 온도로 색을 나타낸 것이다. 색온도는 인테리어 등 생활 속에서 많이 활용되는데, 호텔의 방은 따뜻한 계열의 색(난색계)을 써서 차분한 분위기로, 사무실은 차가운 계열의 색(한색계)을 써서 긴장감 있는 분위기로 꾸미는 것이 그 예다.

빛의 색조를 온도로 나타낼 때 켈빈(K)이라는 단위를 사용한다. 색온도의 숫자가 높을수록 청백에 가까워지고, 온도가 내려갈수록 적색을 띤다. 통상적으로 디스플레이의 초기설정은 6500K로 되어 있다. 밝은 형광등이 6500K, 호텔 등의 아늑한 공간에서는 2500~3000K이지만, 작업 환경에서는 적어도 3500~4000K는 되어야 한다.

컴퓨터나 스마트폰 화면은 5500~5000K 정도가 알맞다 (디스플레이로 켈빈을 조절할 수 있는 것도 있다). 참고로, TV 화면의 초기 설정이 9300K이다. TV 화면이 얼마나 강한 푸른빛을 띠는지를 알 수 있을 것이다.

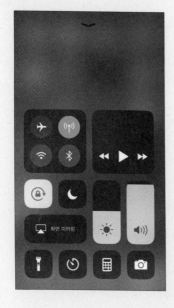
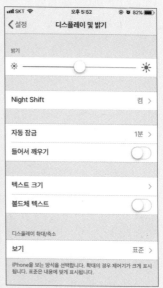

도표 4-1 _ 스마트폰의 화면 밝기 조절(아이폰7의 경우)

방법 ① '설정' 앱을 켠다.

② '디스플레이 및 밝기'를 누른다.

③ 밝기를 슬라이더로 조절하거나 '밝기 자동조절'을 'ON'으로 한다.

④ 'Night Shift'를 'ON'으로 설정해 디스플레이의 색을 시간으로 지정하는 방법도 있다.

눈이 피로할 땐
눈을 따뜻하게 하자

컴퓨터나 스마트폰을 오랜 시간 봐서 눈이 피곤할 때는 어떻게 해소해야 할까? 가장 쉬운 방법은 눈을 감거나 시선을 돌려 약간 먼 곳을 바라보면서 눈을 쉬게 해주는 것이다. 하지만 이것보다 훨씬 직접적이고 간단한 방법이 있다. 그것은 '눈을 따뜻하게 하는 것'이다. 눈을 따뜻하게 하면 긴장하고 굳어 버린 눈의 근육(특히 모양체근)을 이완시킬 수 있다.

원리는 단순하다. 우리가 따뜻한 욕조에 들어가면 혈액 순환이 좋아져서 온몸이 이완된다. 눈 주변 역시 따뜻하게 해주면 혈액 순환이 좋아져서 긴장돼 있던 모양체근이 이완된다. 동시에 교감신경이 우세했던 자율신경 불균형 상태에서 부교감신경이 활성화되면서 자율신경의 균형이 맞춰진다. 즉 눈의 균형이 맞춰짐으로써 몸 전체가 이완된다.

눈을 따뜻하게 할 때는 스팀 타월이 간편하고 편리하다. 40℃ 정도로 데워서 10분 정도 눈 위에 얹어 두면 좋다고 하는데, 정확하게 온도를 맞출 수 없을 땐 다음과 같이 해보자.

① 타월을 물에 충분히 적신 다음 꽉 짠다.
② 500W의 전자레인지에 넣고 1분간 데운다.
③ 타월을 펼쳐서 화상을 입지 않을 정도인지 타월의 온도를 확인한다.
④ 눈에 댈 수 있을 정도의 크기로 접어서 눈 위에 얹는다.

스팀 타월의 온기를 보다 오랫동안 유지하려면 약간 번거롭겠지만 다음과 같은 방법도 있다.

① 타월을 물에 충분히 적신 다음 가볍게 짠다.
② 랩으로 잘 싼다.

③ 500W의 전자레인지에 2분 동안 데운다. 상당히 뜨
   거우므로 화상을 입지 않도록 주의하며 꺼낸다.
④ 그대로 사용하면 화상을 입을 수 있으니 온기가 없
   는 다른 타월로 확실하게 감싼다.
⑤ 눈 위에 얹는다.

　겨울에는 스팀 타월이 상당히 빨리 식는다. 그러면 근
육도 다시 차가워져 역효과가 날 수 있으니 스팀 타월이
차가워지기 전에 다시 한 번 같은 요령으로 데워 주는 것
이 좋다. 한 번만 해도 효과를 볼 수 있으니 시간이 없을
때도 꼭 해보자.

　효과를 극대화하려면 시간을 들여서 천천히 따뜻하게
해주는 것이 좋다. 그런 경우는 잡화점 등에서 판매하는
아이마스크 같은 온열 제품을 이용해도 괜찮다.

　'눈을 시원하게 해주면 기분이 좋다'는 사람도 있다. 차
가운 타월로 눈을 찜질하면 피곤이 사라지는 느낌이 든다
고 하는데, 그것은 일시적인 느낌일 뿐 혈액 순환이나 모양
체근의 이완엔 도움이 되지 않는다. 냉찜질을 하면 모양체

근은 오히려 긴장해 혈액 순환이 악화된다. 눈 주변의 혈액 순환을 좋게 하려면 따뜻하게 해주는 것이 가장 좋다.

단, 스팀 타월로 찜질을 한 뒤에 눈두덩이나 눈에서 작열감(뜨거운 느낌)이 들거나, 눈이 빨개지거나, 눈두덩이가 붓는 등 염증이 의심되는 경우에는 냉찜질을 하고 빨리 안과 진료를 받아야 한다.

노안용 안경은
쓰는 것이 좋을까?

노안으로 가까이에 있는 글자나 사물이 안 보이면 사람들은 노안용 안경을 써야 할지를 고민한다. 어떤 사람은 노안용 안경을 쓰면 오히려 노안이 진행된다고 생각하는데, 이것은 착각이다. 노안은 안경을 쓰는 것에는 영향을 받지 않는다. 오히려 노안용 안경을 쓰면 가까운 곳이 잘 보이지 않아 생기는 불쾌감을 개선할 수 있다.

눈의 초점 조절 기능은 20대부터 조금씩 떨어지기 시작해 45세 전후로 가까운 곳에 초점을 맞추는 기능에 문제가 생기는 것이 일반적이다. 많은 사람들이 가까운 곳의 사물이 잘 보이지 않게 되었다고 자각하는 것이 딱 이 시기이다. 이런 노안 증상은 백내장이 완성된다고 여겨지는 70세 정도까지 계속 진행된다. 즉 노안용 안경을 착용하더라도 나이가 들면서 진행되는 노안은 피할 수 없다. 노안용 안경을 썼는데 더욱 노안 증상이 심해진 것처럼 느끼는 것은 이런 이유 때문이다. 노안용 안경을 썼기 때문에 노안이 진행된 것이 아니다. 그러니 매일같이 눈 트레이닝을 실천하고 눈의 피로감을 줄이는 생활을 하면서 노안용 안경을 적극 이용해야 할 것이다.

노안용 안경은 크게 두 가지로 구분된다. '단초점 렌즈'(노안의 '근시'에 맞춘 렌즈)와 '다초점 렌즈'(복수의 초점을 맞출 수 있는 렌즈)다. 다초점 렌즈 중에는 '2중 초점 렌즈'(2개에 초점을 맞출 수 있는 렌즈), '3중 초점 렌즈'(3개의 초점을 맞출 수 있는 렌즈), '누진다초점 렌즈'(원거리용에서 근거리용까지 단계적으로 초점을 맞출 수 있는 렌즈)가 있다.

어떤 유형이든 장점과 단점이 있으니 당신이 평소에 주로 보는 것은 무엇인지, 일상을 어떻게 보내고 싶은지, 가까운 곳을 보는 일이 많은지, 먼 곳을 보는 일이 많은지, 먼 곳을 볼 때는 안경을 벗는 등 번거로운 일이 생겨도 상관없는지를 생각해서 선택해야 한다.

만일 장시간에 걸쳐서 책상에 앉아 업무나 독서를 하는 경우가 많다면 일정 거리의 작업이 계속되므로 근시 전용 단초점 안경이 적합하다. 원근을 사용하고 싶은 경우엔 원거리 5m에 근거리 40cm의 수차 분산 렌즈(광선이 렌즈를 거치면 상당히 넓은 영역으로 퍼지는데, 이로 인해 이상적으로 맺히는 상과 어긋나는 것을 분산시키는 렌즈)를 권한다. 평소에 서류나 컴퓨터 작업을 많이 한다면 근근(화면 50cm, 근거리 30cm), 중근(중간 거리 1m, 근거리 40cm)의 누진굴절력 렌즈(누진다초점 렌즈로도 알려져 있다)도 좋다. 노안을 완벽히 보정해줄 안경은 없으니 자신의 생활방식에 맞는 것을 선택하는 것이 중요하다.

평소에 안경을 쓰는 사람이 노안용 안경을 맞출 경우에는 별로 어색함이 없지만, 오랫동안 콘택트렌즈를 착용했던 사람은 안경을 쓰는 것이 쉽지 않을 것이다. 근시용 콘택트렌즈를 끼던 사람은 약간 번거롭겠지만 다음과 같이 할 수도 있다. 특히 가벼운 근시인 경우에는 맨눈으로 가까운 곳이 잘 보이기도 해서 노안용 안경이 필요한지를 잘 모른다. 이 경우에는 몇 가지 선택지가 있다.

① 평소에 콘택트렌즈를 끼고 생활하다가 가까운 곳을 볼 때는 노안용 안경을 덧쓴다.

② 콘택트렌즈를 포기하고 원근 양용 안경을 쓴다.

③ 노안용 콘택트렌즈를 사용한다.

노안용 콘택트렌즈란 원근 양용의 콘택트렌즈를 가리킨다. 일반 콘택트렌즈와 마찬가지로 하드 렌즈와 소프트 렌즈로 나뉜다. 관리하기 귀찮은 사람은 일회용 원근 양용 소프트 렌즈가 있으니 써보자. 생활방식에 맞게 실제로 시험해 보면 된다.

단, 콘택트렌즈는 노안용 안경처럼 간단히 쓰고 벗을 수 없으며, 사람에 따라서는 익숙해지기까지 시간이 걸린다. 그래서 간편하게 사용하기에는 노안용 안경이 더 낫다는 사람이 많은 것 같다. 아무튼 혼자 판단하지 말고 안과 의사와 상의해서 결정하길 권한다.

올바른
안약 선택법

잡화점에는 다양한 점안액이 진열되어 있다. 그만큼 점안액을 쓰는 사람이 많다는 얘긴데, 눈이 피로할 때마다 안약을 넣는 사람, 습관이 되어서 조금만 눈이 불편해도 안약을 넣는 사람은 주의가 필요하다.

예를 들어 시판되는 안약 중에 '충혈에 효과가 있다'는 일부 안약에는 혈관을 수축시켜서 붉은 기운을 억제하는 약제가 들어 있다. 병원에서 취급하는 처방약과 달리 시판되는 안약에는 염증을 효과적으로 억제하는 약제를 사용하는 것이 제한되어 있기 때문이다.

눈이 자주 충혈된다면 먼저 충혈의 원인을 찾는 것이 중요하다. 시판되는 약으로 충혈을 억제하는 것은 악취가 나는 물건을 뚜껑으로 덮어 일시적으로 냄새를 차단하는 것과 같다. 그러면 뚜껑을 여는 순간 냄새는 다시 나게 되어 있다. 이처럼 시판 안약은 일시적으로 충혈을 가라앉히겠지만 장기간 사용하면 효과가 떨어지고 오히려 사용 빈도를 늘리는 악순환에 빠질 수 있다. 그러니 병원 진료를 받을 수 없고 빨리 충혈을 가라앉혀야 할 때만 사용하는 게 좋다.

일상적으로 사용할 점안액을 고를 때는 눈 보습 기능이 있는 건조 안구용 점안액을 선택하면 부작용 걱정을 덜 수 있다. 방부제가 없는 것은 더 안전하다. 단, 점안액을 사용하기 전에는 먼저 안과 진료를 받는 것이 중요하다.

점안액을 선택했다면 이제는 눈에 넣어야 한다. 점안액을 넣는 방법은 이러하다.

① 턱을 들어서 천장을 올려다본다.
② 아래쪽 눈꺼풀을 가볍게 잡아당기고, 점안액 용기의 끝부분이 눈의 바로 위에 오도록 맞춘다.
③ ②의 위치에서 약간 머리 쪽(이마 근처)으로 기울여서 점안한다.

④ 점안액이 눈에 들어가면 눈을 감고 눈구석을 손가락
으로 3분 정도 가볍게 눌러 준다.

이렇게 하면 점안액이 고루 침투된다. 이때 주의해야
할 것은 속눈썹이나 눈꺼풀, 눈의 표면에 점안액 용기의
끝이 닿지 않는 것이다. 닿으면 세균에 의한 오염의 원인
이 된다.

점안액을 눈에 넣고 나서 눈을 깜박이는 사람이 많은
데, 이렇게 하면 약제가 눈물의 흐름과 함께 코 쪽으로 흘
러가 버린다. 눈을 감고 3분 정도 눈구석을 눌러 주는 이유
는 눈에 확실하게 침투시키기 위해서이다. 1분 만에 점안
액의 50%가 침투하고, 3분 만에 약 80%가 침투한다는 보
고가 있다(5분이면 100% 침투한다).

잠자기 전에 점안액을 넣는 것이 좋은지를 묻는 사람이
많은데, 잠자기 전에 점안하는 것이 효과적인 경우가 있어
안과 의사는 잠자기 전에 점안액을 넣을 것을 처방하는 일
이 종종 있다. 그러나 의사가 지시한 처방약일 경우를 제외
하고는 일부러 잠자기 전에 점안할 필요는 없다.

chapter

5

눈과 몸의 노화를
늦추는 식사

노화를 예방하는
항노화 영양소

눈의 노화를 예방하려면 반드시 지금의 식생활을 돌아
봐야 한다.

고대 중국에서는 음식을 가리켜 '약'이라고 했으며, 일
본에는 '약과 음식은 근원이 같다'는 말이 있다. 이 두 가
지 명언만 봐도 음식(먹는 것)은 몸에 좋은 약이 되기도 하
고 부작용을 일으키기도 한다고 말할 수 있다.

과학적으로도 이 말은 증명되었다. 즉 입으로 들어온
음식은 몸에 영향을 미치기 쉬우며, 좋은 먹거리나 먹는
방법이 건강 상태에도 영향을 준다. 눈에도 마찬가지다.
시신경은 뇌와 직접 연결된 중추신경이며, 음식을 잘못 먹
어서 건강이 나빠지면 눈에도 증상이 나타나기 쉽다. 당신

에게 겁을 줄 의도는 없지만, 간혹 먹은 음식 때문에 실명하는 경우도 있다.

여기에서는 노안과 안정피로, 여러 눈 질환을 예방하는 영양소를 소개한다. 물론 이들 영양소는 눈의 노화에만 효과가 있는 것은 아니다. 몸의 노화는 눈의 노화로 이어지므로 전신의 항노화에도 효과가 높다.

비타민A, 비타민C, 비타민E

눈의 건강이 걱정되기 시작했다면 비타민A, 비타민C, 비타민E를 섭취해야 한다. 이 세 가지 비타민은 항산화 작용이 아주 강해 '비타민 에이스'라고 불린다. 항산화 작용에 대해서는 뒤에서 설명하겠지만, 눈에서 산화 억제는 아주 중요하다.

먼저, 비타민A는 사물을 볼 때 밝기를 유지하는 역할을 한다. 비타민A는 망막에 있는, 빛을 인식하는 물질인 로돕신(Rhodopsin)을 만드는 재료의 하나다. 로돕신이 부족하면 밝은 곳에서 갑자기 어두운 곳으로 들어갔을 때 사물이 보이기까지 시간이 걸리거나, 어두운 곳에서 사물이 잘 보이지 않는 야맹증이 생긴다. 비타민A는 각막, 망막 같은 점막이나 피부를 정상적으로 보존하는 작용도 한다. 닭의 간이나 돼지의 간, 장어, 당근, 달걀노른자, 시금치, 유채 등에 많이 함유되어 있다.

비타민C는 수정체의 투명감을 보존하는 역할을 한다. 나이가 들면서 수정체도 점점 하얗게 탁해진다. 그런 상태가 백내장이다. 또한 점막을 튼튼하게도 한다. 비타민C는 스트레스를 받았을 때, 술을 마시고 흡연을 할 때도 대량으로 소비되는 만큼 음주나 흡연을 하는 사람은 의식적으로 많이 섭취해야 한다. 또한 수용성이라 소변과 함께 배출되니 자주 섭취할 것을 권한다. 피망, 브로콜리, 감귤류, 딸기, 아세롤라, 파프리카 등에 많이 들어 있다.

비타민E에는 모세혈관의 혈액 순환을 좋게 하는 작용이 있으므로 적절하게 섭취하면 눈이 침침한 증상을 개선하고 눈의 피로를 해소하는 효과가 있다. 아몬드 등의 견과류, 아보카도, 연어, 정어리, 호박 등에 풍부하게 함유되어 있으며 비타민C와 함께 섭취하면 더 큰 항산화 작용을 기대할 수 있다.

단, 비타민A와 비타민E는 너무 많이 섭취하면 부작용을 겪는다. 비타민C가 수용성인 데 비해 비타민A와 비타민E는 지용성이다. 과잉 섭취하면 간과 지방 조직 등에 축적되기 쉬우니 '적당한 양을 다른 영양소와 균형을 맞춰 가며' 섭취해야 한다.

안토시아닌

눈에 효과가 있는 먹거리로 가장 유명한 것이 아마 블루베리일 것이다. 블루베리는 왜 눈에 좋을까? 바로 안토시아닌(Anthocyanin)이 들어 있기 때문이다.

안토시아닌은 폴리페놀의 일종이다. 폴리페놀이란 식물에 함유된 색소나 쓴 성분으로, 강한 항산화 작용이 있어 눈을 생기 있게 유지해 준다. 더불어 백내장 예방 효과를 기대할 수 있으며, 앞에서 얘기한 로돕신의 재합성을 촉진한다.

안토시아닌은 눈의 모세혈관 속 혈액의 흐름을 좋게 하고 모양체근의 긴장을 풀어 주기 때문에 노안 예방은 물론 안정피로에도 효과가 있다. 블루베리보다도 빌베리

(Bilberry)에 많으며 가지, 포도, 자색 고구마 등의 보라색 부분에도 많이 함유되어 있다.

아스타잔틴

눈은 물론 전신의 항노화에 작용한다고 알려진 것이 아스타잔틴(Astaxanthin)이다. 아스타잔틴의 항산화력은 비타민E의 550~1000배나 된다. 눈의 초점 조절 기능을 원활히 해내고 백내장을 예방하는 효과도 있다. 연어, 새우, 게, 연어알 등 적색 어패류에 많이 함유되어 있다.

타우린

타우린(Taurine)은 아미노산의 일종으로 문어, 오징어, 굴, 바지락, 전복, 소라 등의 패류와 생선의 거무스름한 부분에 함유되어 있다.

아스타잔틴 혹은 타우린이 들어 있는 어패류는 눈을 생기 있게 해주는 식품이다. 그중에서도 타우린은 간의 해독 작용을 돕고, 심장을 튼튼하게 하며, 혈압을 안정시키고, 나쁜 콜레스테롤을 배출하고, 인슐린의 분비를 좋게 하는 작용을 한다. 한마디로 눈에도 나쁜 영향을 미치는 생활 습관병 예방에 아주 효과적이다.

DHA와 EPA

DHA(Docosahexaenoic Acid)와 EPA(Eicosapentaenoic Acid)는 고등어, 청어, 정어리 같은 등 푸른 생선의 지질(지방)에 많이 함유되어 있다. 등 푸른 생선에 함유된 지질은 오메가3 계열의 '몸에 좋은 기름'으로 분류된다(몸에 좋은 기름은 뒤에서 자세히 설명한다). 이 좋은 기름은 피를 맑게 하고, 나쁜 콜레스테롤은 줄이고 좋은 콜레스테롤을 늘리는 작용을 한다. 눈과 관련해서는 각막의 유연성을 높이고, 눈물의 양을 늘려서 안구 건조증을 개선하는 효과가 있다.

루테인

루테인(Lutein)은 망막을 빛으로부터 보호하는 작용을 한다. 블루 라이트 등의 빛을 차단하므로 현대인에게는 필수 성분이다.

루테인은 원래 수정체나 황반부(망막의 중심부)에 존재하는 성분인데, 나이가 들면서 줄어든다고 알려져 있다. 또한 오랜 기간 동안 산화 스트레스나 블루 라이트 때문에 손상을 입으면 황반부가 변성해 가령 황반변성으로 이어지기 쉽다. 하지만 루테인을 적극적으로 섭취하면 강한 빛으로부터 눈을 지키고, 가령 황반변성은 물론 백내장이나 녹내장의 예방 효과도 기대할 수 있다.

케일이 들어간 녹즙, 시금치, 브로콜리, 노란 강낭콩, 당근, 파슬리, 두부 등에 함유되어 있는데 요즘은 영양 보조제의 형태로 많이 판매되고 있다.

루틴

최근 주목받고 있는 영양 성분으로 루틴(Rutin)이 있다. '눈의 비타민'이라고도 불리는 루틴은 망막에 퍼져 있는 모세혈관의 벽을 튼튼하게 해 동맥경화 등 혈관 질환의 위험성을 줄이는 효과가 있다. 루틴의 강력한 항산화 작용은 백내장을 예방하며, 비타민C의 흡수를 촉진해 함께 섭취하면 두 가지 영양소의 효과를 모두 볼 수 있다.

메밀가루에 많이 함유되어 있다. 수용성이므로 메밀 요

리를 먹을 때는 메밀을 우린 물까지 마시면 루틴을 훨씬 많이 섭취할 수 있다. 시금치, 아스파라거스, 케일, 감귤류나 버찌(체리), 복숭아 등에도 많이 함유되어 있다.

케르세틴

케르세틴(Quercetin)은 많이 알려지지 않았지만 눈 건강에 아주 중요한 영양소이다. 비타민P로도 불리는 폴리페놀의 일종으로 강력한 항산화 작용이 있으며, 눈의 생기를 되찾아 주는 효과가 있다. 또한 백내장의 발병 원인이라 여겨지는 자외선으로부터 눈을 보호해 주는 성분이기도 하다. 혈액을 맑게 하고, 혈액 순환을 좋게 하는 효과도 있다고 하니 섭취하면 노안과 눈의 피로를 예방하고, 생활습관병의 예방도 기대할 수 있다.

사과, 귤, 포도 등의 과일에 많이 함유되어 있으며 양배추, 마늘, 시금치, 특히 양파의 겉껍질(갈색 부분)에 많다고 알려져 있다.

비타민B

비타민B도 눈에 중요한 영양소이다. 주로 피로 회복 작용을 하는데, 비타민B군이라고 불릴 정도로 종류가 여러 가지다. 특히 주목해야 할 비타민 B군은 B_1, B_2, B_6, B_{12}다.

우리 몸에서 비타민B_1이 부족하면 쉽게 피곤함을 느낀다. 눈도 마찬가지여서 비타민B_1을 제대로 섭취하면 눈의 피로가 회복된다. 현미, 발아미 등의 정제하지 않은 곡류와 돼지고기에 많이 함유되어 있다.

비타민B_2는 지질의 대사를 돕는 작용을 한다. 지질은 피부나 점막의 재료로, 충분히 섭취하면 각막이나 망막 등을 건강하게 유지할 수 있다. 그 밖에 눈의 충혈을 해소하고 눈이 잘 보이는 상태를 유지하는 작용도 한다. 달걀, 두부, 간 등에 많이 함유되어 있다.

비타민B_6는 단백질이나 지질의 대사를 돕는다. 수정체를 둘러싼 모양체근의 주성분은 단백질이며, 단백질의 대사를 돕는 것이 비타민B_6이다. 노안을 예방하기 위해서는 빠뜨릴 수 없는 영양소다. 참치, 꽁치, 명태 등의 어류나 간, 바나나 등에 많이 들어 있다.

비타민B$_{12}$는 조혈(피를 만드는 것)을 돕는 작용을 한다. 비타민B$_{12}$를 섭취하면 혈액 순환이 좋아져 충분한 산소와 영양이 눈까지 운반된다. 또한 시신경 등의 정보 전달이 원활해진다. 간, 어패류, 우유 등에 많이 함유되어 있다.

노화를 촉진하는
산화를 잡아라

노화 방지에 효과적인 먹거리의 기준은 계속 언급한 '항산화 작용'이다.

우리 몸은 '산화'함으로써 노화가 진행된다. 산화란 쉽게 말하면 '녹이 슨다'는 의미이다. 시간이 지남에 따라 금속이 갈색으로 녹이 슬 듯 우리 몸도 산화에 의해 녹이 슬어 가는 것이다. 몸속 녹의 원인은 '활성산소'(호흡 과정에서 몸속으로 들어간 산소가 산화 과정에 이용되면서 생겨난 산화력이 강한 산소)다.

활성산소는 모든 인간의 몸에 악영향을 미친다. 산소가 없으면 인간은 죽고 만다. 그래서 호흡을 해서 산소를 흡입하며 살아간다. 호흡하다가 남은 산소는 효소에 의해 체내에서 무해화되지만, 그래도 남아도는 활성산소는 우리 혈관이나 세포를 상처 입히고 노화를 촉진한다.

원래 우리 몸에는 활성산소의 악행을 방어하는 시스템이 갖춰져 있다. 하지만 나이가 들거나 편식하는 습관, 스트레스, 자외선, 흡연, 음주 등으로 활성산소가 과도해지면 그 방어 시스템조차도 대응하기 힘들어진다. 특히 빛을 받아들이는 것이 주요 업무인 눈은 언제나 활성산소의 위험에 노출되어 있는 기관이라고 해도 지나치지 않다.

항산화 작용이 강한 음식을 먹는다

산화에 저항하고 체내에서 활성산소가 과도하게 발생하는 것을 억제하는 것이 바로 항산화 물질이다. 즉 항산화 작용이 강력한 먹거리를 섭취해 체내의 항산화 작용을 높여 가야 한다.

항산화 작용이 강력한 영양소와 그것이 많이 함유된 먹거리는 이미 앞에서 소개했다. 예를 들면 녹황색 채소, 어류, 해조류, 과일 등에 많이 함유된 비타민A, 비타민C, 비타민E가 대표적이다. 이 외에도 항산화 작용이 강력한 음식과 성분을 몇 가지 더 소개한다.

- **녹차**: 녹차에 많이 함유된 카테킨에는 강력한 항산화 작용이 있다.
- **버섯류**: 만가닥버섯(송이과 버섯), 송이버섯, 팽이버섯, 나메코(담자균류 버섯), 잎새버섯, 새송이버섯 등의 버섯류는 저칼로리 식품이며, 식이 섬유와 미네랄도 풍부하다.
- **두부나 낫토 등 콩 제품**: 이소플라본(Isoflavone)이라는 폴리페놀이 많이 함유되어 있다.
- **참깨**: 참깨 리그난(Sesame Lignan)이 함유되어 있으며, 활성산소를 물리치는 힘이 있다.
- **울금**: 커큐민(Curcumin)이라는 항산화 물질이 풍부해 간의 작용을 돕는다.

병을 만드는
당화를 늦춰라

산화와 함께 노화의 원인으로 꼽히는 것이 '당화(糖化)'이다. 산화는 '녹'이라고 표현했는데, 당화를 한마디로 말하면 '눌어붙는 것'이다.

당화란 단백질이 당과 결합함으로써 변성한 상태다. 단백질이 당화하면 AGEs(최종 당산화물)이라는 물질로 변화하며, 이것이 몸속에서 나쁜 짓을 한다. 예를 들어 설탕물을 졸이면 캐러멜 상태가 되고, 핫케이크를 구우면 갈색이 되고, 갓 지은 흰밥을 방치해 두면 갈색으로 변색한다. 이와 똑같은 일이 우리 몸속에서 일어나는 것이 당화 현상이다.

당화가 일으키는 질병 중에서 가장 잘 알려진 것이 당뇨다. 당뇨가 중증으로 발전하면 결국 다양한 장기에 영향을 미친다. 눈과 관련해서는, 최악의 경우 실명에 이를 수 있다. 또한 피부가 당화를 일으키면 탄력 저하와 피부 처짐으로 이어지고, 혈관이 당화하면 동맥경화, 뼈가 당화하면 골다공증, 뇌가 당화하면 알츠하이머형 인지증(치매)으로 이어진다.

물론 나이가 들면 눈도 당화된다. 수정체 안에도 단백질이 존재하기 때문이다. 눈의 당화는 백내장으로 이어진다.

산화와 마찬가지로 우리가 살아 있는 한 당화를 완전히 막는 것은 불가능하다. 그러나 당화를 늦출 수는 있다. 식생활에서 당질의 과다 섭취, 즉 식후의 급격한 혈당 상승을 막으면 된다. 그러면 식후에 혈당이 급격히 오르는 것은 어떻게 막아야 할까?

당질을 많이 섭취하면 고혈당 상태가 이어진다. 보통은 식후에 혈당이 올라가지만 시간이 어느 정도 지나면 일정한 수준으로 떨어져서 안정된다. 그런데 당질만 섭취하거나 당질을 너무 많이 섭취하면 혈당이 잘 떨어지지 않는다. 결국 처리되지 못한 당질은 단백질과 결합해 당화를 일으킴으로써 노화를 한층 촉진한다.

단 음식이 혈당을 높인다고들 하는데, 당질을 많이 함유한 음식은 단 음식만이 아니다. 밥·빵·우동·라면 등의 탄수화물 식품, 감자·고구마, 딸기·바나나 등 당분이 높은 과일, 청량음료, 맥주·청주 등의 알코올도 당질을 많이 함유하고 있다.

당질의 과다 섭취는 당화를 촉진하지만, 당질 자체는 귀중한 에너지원이다. '당질=악'은 아닌 것이다. 그러니 먼저 달콤한 과자류 등의 간식부터 줄이자.

항당화 작용이 강한 음식을 먹는다

당화 물질을 몸에 축적하지 않기 위해서는 당질을 적정량 섭취하고 당화 식품을 먹지 않는 것이 가장 좋다. 항당화 작용이 강한 음식을 섭취하는 것도 효과적이다. 그러면 당화를 막는 항당화 음식에는 어떤 것이 있을까?

단백질이 당화하면서 나오는 AGEs의 흡수를 억제하는 음식은 식이 섬유를 많이 함유한 음식이 대표적이다. 예를 들어 미역·다시마 등의 해조류, 콩류, 버섯류 등을 들 수 있다.

채소는 전반적으로 식이 섬유가 많고 항당화 물질인 영양소도 많이 함유하고 있다. 항산화, 항당화 등 항노화의 관점에서도 역시 '채소는 많이 먹자' 하고 잔소리를 하지 않을 수 없다. 단, 채소 중에서도 뿌리채소류는 비교적 당질이 높으니 너무 많이 먹지 말자.

식사할 때 식이 섬유는 당질(탄수화물) 음식을 먹기 전에 먹는 것이 좋다. 식이 섬유를 먼저 먹으면 그 뒤에 먹는 당질의 흡수를 억제할 수 있기 때문이다.

당질 제한 식단은 추천하지 않는다

체내의 당화를 막으려면 당질의 과다 섭취에 주의를 기울여야 한다. 그래서 요즘 화제가 되고 있는 것이 밥이나 빵 등 이른바 탄수화물을 뺀 '당질 제한 다이어트'이다. 실제로 그 다이어트는 효과가 높다고 알려져서 실천하는 사람들이 적지 않다.

나도 당질 제한 다이어트를 해본 적이 있다. 역시 효과가 좋아서 체중 감량에는 성공한 것 같았다. 그런데 날씬해져서 기뻐하고 있던 어느 날 아침, 자리에서 일어났는데 오른손과 오른다리가 움직이지 않았다. 황급히 구급차를 불러서 병원에서 진료를 받았다.

진단은 뇌경색 일보 직전인 일과성 허혈 발작이었다. 일시적인 뇌혈류 부전으로 발생한 허혈성 뇌졸중 증상으로, 24시간 이내에 완전히 증상이 없어진다고 알려져 있다. 다행히 바로 증상은 개선되었지만 이후로 나는 당질 제한 다이어트를 완전히 그만두었다.

식사는 어디까지나 균형이 중요하다. 당질을 극단적으로 제한하면 체내에서 지질이 차지하는 비율이 높아지고, 그 영향으로 여러 가지 질병이 생길 가능성도 커진다. 당질을 과도하게 섭취하지 말라면서 당질 제한 식사는 하지 말라니… 모순된 말 같겠지만, 당질은 에너지원으로 꼭 필요한 물질이기 때문에 완전히 제한하는 것은 위험하다고 이해해 주길 바란다.

물론 당질 제한이 나쁘다는 의미는 아니다. '완전한 당질 제한'이 아닌 '완만한 당질 제한'을 하라는 얘기다. '당질을 과도하게 섭취하지 않는다'라는 말에는 그런 의미가 담겨 있다. 예를 들어 하루 세끼 식단에서 밥이나 빵, 면류 등의 주식을 완전히 끊는 것은 권하지 않는다. 그보다는 저녁밥을 반 공기로 줄이거나 달콤한 간식을 먹지 않는 등 평소보다 섭취량을 줄이는 방식이라면 무리 없이 계속 할 수 있다.

3대 영양소인 당질과 지질(지방), 그리고 단백질을 제대로 섭취하고 거기에 더해 비타민과 미네랄까지 제대로 섭취하는 것이 이상적인 식단이다. 당연한 말이지만, 한 가지 영양소를 완전히 제한하는 것이나 하나의 영양소만 섭취하는 것 등 영양의 균형을 깨는 식사는 오히려 노화를 촉진한다.

몸에 좋은 기름을
섭취하라

3대 영양소 중에서 이번에는 지질(지방)을 알아보자.

지질 하면 '기름이며, 살찌게 하는 주범'으로 믿는 사람이 아직도 있을지 모르겠다. 확실히 기름은 단위당 에너지가 높은 영양소이다. 예를 들면 단백질이 1g당 4kcal인데 지질은 9kcal이다. 그렇다고 해서 기름을 일부러 먹지 않는 것은 위험하다. 지질은 몸을 움직이는 데 꼭 필요한 에너지원이며, 체온을 유지하는 작용을 하고, 혈액의 성분이 되는 것은 물론, 호르몬을 만드는 재료이기도 하다.

단, 몸에 좋은 기름을 골라서 섭취해야 한다. 지질이라고 해서 무엇이든 좋다고 할 수는 없다.

기름의 종류를 크게 분류하면 포화지방산과 불포화지

방산으로 나눌 수 있다. 포화지방산은 고기, 버터 등 동물성 지방에 많이 함유되어 있다. 불포화지방산은 화학 구조에 따라 오메가3 계열, 오메가6 계열, 오메가9 계열, 트랜스지방산 등으로 나뉜다. 이 중에서 우리가 적극적으로 섭취해야 할 것은 오메가3 계열의 불포화지방산이다.

오메가3 계열과 오메가6 계열은 인간의 체내에서는 만들수 없어 식사로 보충해야 하는 '필수 지방산'이다. 이 중에서 콩기름, 옥수수유, 샐러드유 등의 리놀산인 오메가6 계열은 이미 과잉 섭취하고 있기에 일부러 찾아서 섭취할 필요는 없다.

오메가6 계열 지질과 오메가3 계열 지질은 균형을 맞춰 섭취하는 것이 중요하다. 오메가3 계열 지질과 오메가6 계열 지질의 이상적인 섭취 비율은 1 대 4인데, 요즘은 1 대 1이 가장 좋다고 알려지고 있다. 압도적으로 부족한 기름이 오메가3 계열이니 오메가3 계열 지질을 적극적으로 섭취하자.

오메가3 계열 지질은 혈액을 맑게 해서 뇌의 작용을 높이고 체내의 염증을 억제해 준다. 그러므로 생활 습관병을 예방하고, 다이어트나 미용을 목적으로 섭취할 수 있다. 또한 건조한 눈에 효과적이니 눈의 노화 방지를 위해서라도 꼭 섭취하자.

등 푸른 생선의 지방분에 많이 함유되어 있다고 소개한 DHA나 EPA는 둘 다 오메가3 계열 지질이다. 알파 리놀렌산도 오메가3 계열 지질이며 아마씨유, 들기름, 차조기기름 등에 많이 함유되어 있다.

오메가3 계열 지질은 비교적 값이 비싸고 열에 약해 가열하면 산화해 버리기 때문에 가열 조리에는 적당하지 않다. 다만 노화를 늦춘다는 의미에서는 약간 값이 비싸더라도 좋은 기름을 섭취할 가치는 있다. 등 푸른 생선을 먹고, 오메가3 계열 기름을 드레싱에 섞는 등 가열하지 않고 먹을 수 있는 방법을 찾아 매일 조금씩이라도 섭취하자.

세컨드 밀 효과로
노화를 늦추자

당화는 노화의 원인이 되니 예방을 위해서 당질의 과다 섭취에 주의해야 한다. 여기에서는 눈과 전신의 노화를 늦추는 식사법을 안내할 텐데, 먼저 꼭 기억해 두어야 할 키워드를 소개한다.

'식후 혈당의 급상승을 막는다!'

노화를 막는 식사법의 키워드는 이것뿐이다.

다시 한 번, 혈당이 급상승하는 것이 좋지 않은 이유를 설명한다.

혈당이란 혈액 속의 포도당 농도를 말한다. 포도당은 인간이 활동하는 데 중요한 에너지이다. 혈액 속의 포도당은 혈당을 내리는 인슐린이라는 호르몬에 의해 세포 안으로 스며들어 가 에너지가 된다.

원래 우리 몸에는 혈당을 일정한 범위로 조절하는 기능이 있다. 혈당은 식사 후에는 올라가지만 췌장에서 인슐린이 분비되어 혈당을 내리도록 작용한다. 그런데 당질을 과다 섭취하는 등 먹는 양이나 먹거리에 따라서 혈당이 급상승하면 인슐린은 혈액 속의 포도당을 모두 처리하지 못하고, 그로 인해 혈당이 내려가지 않는 상태(고혈당)가 만성적으로 지속된다.

고혈당 상태가 지속되면 당연히 체내에서는 당화 현상이 일어나기 쉽다. 심지어 고혈당 상태가 쭉 지속되는 당뇨로 이어진다. 당뇨가 되면 당뇨망막병증 등 눈의 질환으로 이어질 가능성이 높다.

그러면 어떻게 해야 할까? 내가 추천하는 방법은 '세컨드 밀 효과'를 이용하는 것이다. 세컨드 밀 효과란 첫 식사(퍼스트 밀)가 그다음에 섭취하는 식사(세컨드 밀)의 혈당 상승에 영향을 미치는 것을 말한다. 예를 들어 아침을 먹어야 점심 식사, 저녁 식사 후에도 인슐린이 잘 나와 식후 혈당이 좋게 유지되는데, 만일 아침을 먹지 않아 혈당이 급

격히 떨어지면 점심 식사나 저녁 식사를 하더라도 혈당이
유지되지 않아 더 높은 당분을 요구하게 된다.

비슷한 식사법으로 '먹는 순서 다이어트'가 있다. 식사
를 할 때 채소나 수프 등 식이 섬유가 풍부하고 칼로리가
낮은 음식을 처음에 먹고, 두 번째로 고기나 생선 등 단백
질 음식을, 마지막에 밥 등 당질 음식을 먹는 식사법이다.
이처럼 먹는 순서를 고려함으로써 혈당의 급격한 상승을
막는 식사법이 먹는 순서 다이어트다.

세컨드 밀 효과는 먹는 순서 다이어트 이상으로 효과가
있다.

GI 지수와 세컨드 밀 효과를 모두 고려한 식사법

여기서 알아둘 것이 GI(Glicemic Index) 지수다. 식품별로
식후에 혈당이 어느 정도 올라가는지를 나타낸 수치로, GI
지수가 높을수록 혈당이 급격하게 올라가고, 낮을수록 혈
당이 완만하게 올라가는 것을 의미한다.

GI 지수를 알아 두면 식사를 할 때 GI 지수가 낮은 먹
거리를 골라 먹을 수 있다. 주식이라면 백미, 식빵, 우동보

다는 발아현미, 현미, 통밀빵, 메밀을 먹는 것이 GI 지수를 낮추는 방법이다. 채소는 기본적으로 GI 지수가 낮지만 감자, 당근, 호박, 토란, 고구마, 연근 등은 GI 지수가 높으므로 섭취량에 신경 써야 한다.

GI 지수에 대해 알아보았으니 세컨드 밀 효과와 GI 지수를 모두 고려한 식사에 대해 얘기해보자.

첫 번째 식사(아침 식사)에서 GI 지수가 낮은 식품을 섭취하면 두 번째 식사(점심 식사)를 한 뒤에도 혈당이 급격히 높아지지 않는다. 물론 1일 1식을 하는 경우에는 먹는 순서 다이어트도 나쁘지 않다. 단, 첫 번째 식사 중에 먹는 순서를 바꾸면 식사를 하는 동안 위 속에서 섞여버린다. 일에 쫓겨 서둘러 점심을 먹는 경우에는 '먹는 순서'에 신경을 써도 효과가 반감되고 만다.

그래서 내가 추천하는 식사법이 점심 식사 30분 이전에 견과류나 치즈를 먹는 것이다. 견과류나 단백질이 풍부한 치즈는 GI 지수가 낮으므로 혈당이 잘 올라가지 않으며 세컨드 밀 효과도 기대할 수 있다.

견과류 중에서 호두는 오메가3 계열의 지질을 함유한

훌륭한 간식이다. 견과를 먹는다면 믹스 너트처럼 염분이 높은 것 대신 무염인 견과류를 고르자.

주요 식품의 GI 지수

쌀·곡물류	GI지수	유제품·대두	GI 지수
떡	85	두부	42
정백미	84	치즈	35
발아미	70	낫토	33
현미	56	플레인 요구르트	25
		우유	25
빵류	**GI 지수**		
단맛 나는 빵	95	**조미료류**	**GI 지수**
식빵	91	백설탕	110
호밀빵	58	흑설탕	99
통밀빵	50	벌꿀	88
		미림	15
면류	**GI 지수**		
우동	80	**해조류**	**GI 지수**
파스타	65	톳	19
메밀	59	다시마	17
		큰실말	12
고기·생선·달걀류	**GI 지수**		
고기류	45~49	**과자류**	**GI 지수**
어패류	40 전후	사탕	108

달걀	30	초콜릿	91
		아몬드	30
채소·과일 등	GI 지수	땅콩	28
감자	90	호두	18
옥수수	70		
고구마	55	음료	GI 지수
바나나	55	커피	16
토마토	30	홍차	10
오이	23	녹차	10

부록

그냥 넘겼다간
큰일나는 눈 질환

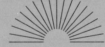

사소해 보이는 눈 질환도
반드시 체크하자

현대인 중에 노안 이외에도 다양한 눈 질환을 앓고 있는 사람이 많다. 이들 눈 질환이나 증상은 방치하면 시력을 떨어뜨릴 뿐만 아니라 뇌와 몸의 노화를 촉진하고, 심하면 실명에 이른다.

여기서는 최근 늘어나고 있는 눈 질환은 물론 나이가 들면서 생기는 눈의 질병을 소개한다. 잘 기억해 두었다가 신경 쓰이는 증상이 생기면 바로 안과를 찾아가자.

안정피로

안정피로라는 말을 들으면 '피곤한 눈'을 떠올릴 것이다. 물론 틀린 말은 아니다. 하지만 안정피로는 단순히 피곤한 눈과는 다르다. 그 차이는 증상의 심각성이다.

일반적으로 피곤한 눈이라면 잠시 눈을 감거나 하룻밤 쉬면 나아진다. 그러나 안정피로는 눈의 피로가 만성적으로 나타나며, 눈을 쉬어도 나아지지 않는다. 게다가 어깨 결림, 두통 등 눈 이외의 부위로 증상이 확장된다.

컴퓨터나 스마트폰을 너무 많이 사용하는 것이 원인의 하나이며, 안구 건조증도 안정피로를 야기하기 쉽다.

안구 건조증

안구 건조증은 단순히 '눈이 건조한 것'으로 생각할 수 있다. 그러나 안구 건조증은 명백히 병명이다. 방치하면 더 큰 질병으로 이어질 수 있기 때문에 가볍게 봐선 안 된다. 컴퓨터나 스마트폰을 사용하는 사람이 급속히 늘어나면서 안구 건조증으로 고생하는 사람도 급증하는 것이 현실이다.

눈이 피곤하다는 환자들 중에 많은 이들이 안구 건조 증상을 겪고 있다. 원래 눈의 표면은 눈물로 젖어 있어야 한다. 눈물은 슬플 때나 기쁠 때만 흘리는 액체가 아니라 보습, 영양 보급, 살균 등의 효과로 눈을 보호하는 물질이다. 그런데 장시간 컴퓨터나 스마트폰을 사용하거나 에어컨 바람을 쐬면 눈물의 양이 줄어들거나 눈물의 질이 나빠져 눈의 표면이 건조해지기 쉽다. 이렇게 눈물의 분비와 배출의 균형이 무너지면 눈의 보습력은 떨어지고 각막에 상처가 나기 쉬워진다. 그러면 안정피로, 눈의 충혈, 마찰감각, 통증이 생긴다.

또한 자극에 민감해지고, 별 것 아닌 일로 눈물이 나는 유루증이 생길 수도 있다. 안구 건조증인데 눈물이 나는 것이 이해가 안 되겠지만, 이것도 명백한 안구 건조의 증상이다. 실명에 이르지는 않지만 그대로 방치하면 시력 저하로 이어진다.

시력 저하가 심하지 않지만 저녁이 되면 눈이 침침해지는 사람도 안구 건조증일 수 있다. 실제로 안구 건조증이 있는 사람 중에 시력이 1.5인 사람이 장시간 컴퓨터 작업을 하고 저녁에 시력을 측정해 보니 0.6밖에 나오지 않은 일도 드물지 않다.

안구 건조증은 노화 현상의 하나이기도 하다. 실제로

고령자 가운데 많은 이들이 안구 건조증으로 고생하고 있다. 특히 여성은 호르몬 균형이 무너지면서 안구 건조증이 오기 쉽다고 한다.

안과에서 안구 건조증 환자용 점안액을 처방받을 수도 있지만 일상생활에서 몇 가지 사항을 실천함으로써 증상을 완화시킬 수도 있다. 컴퓨터 작업 중에 의식적으로 눈 깜박이기, 컴퓨터 모니터를 눈보다 아래에 두기, 눈을 따뜻하게 해주기 등이 안구 건조증을 완화시키는 방법이다.

백내장

백내장은 수정체가 하얗게 되면서 눈이 탁해지는 질환이다. 수정체는 카메라로 치면 렌즈의 역할을 하는 부위로 원래는 투명하다. 외부에서 들어온 빛을 모아서 초점을 맞추는 작용을 하는데, 이 부위가 하얗게 탁해지면 외부에서 빛이 충분히 들어오지 못해 난반사를 일으키게 된다. 그 때문에 시야가 부옇게 흐려지고, 사물이 이중으로 보이거나, 빛이 눈부시거나, 역광인 장소에서 사물이 잘 보이지 않고, 어두운 곳에서는 잘 보이지 않는 등의 증상이 생긴다.

시선에 직접 영향을 주지 않고 주변부가 탁해지는 경우에는 자각 증상이 거의 없지만 백내장이 일찍 오는 사람은 40대부터, 그리고 80대에서는 거의 대부분의 사람들에게 노인성 백내장이 보인다.

수정체가 하얗게 탁해지는 것은 수정체 속의 단백질이 변성을 일으키기 때문이다. 주된 원인은 나이를 먹는 것이지만 산화 스트레스가 원인이 되기도 하며, 자외선도 많이 관여한다. 그 밖에 스테로이드제 등의 약제에 의한 부작용, 아토피나 당뇨 등 기초 질병의 합병증으로 나타나는 경우도 있다.

백내장은 노화 현상의 하나이기 때문에 완전히 예방하기는 어렵다. 현재의 의학 기술로는 수정체가 일부 탁해지면 원래대로 되돌릴 수 없으니 조기에 발견해 빠르게 대처하는 것이 중요하다. 우선은 점안액 등 약물 요법으로 진행을 늦출 수 있지만, 완전히 진행을 막을 수 있는 방법이 없다.

고령사회가 된 지금, 백내장은 진귀한 병이 아니게 되었다. 다른 병이 없는 사람이라면 수술하고 당일에 바로 일상생활을 할 수 있을 정도로 큰 부담 없이 받는 수술이다.

물론 수술은 가능하면 하지 않는 것이 좋지만, 시력을 유지하는 것은 대단히 중요하니 일상생활이 불편할 정도로 백내장이 진행되었다면 빨리 수술을 받아야 한다.

백내장의 주요 증상은 시력 저하이다. 오랜 세월에 걸쳐 아주 천천히 진행되기 때문에 원래 1.5였던 시력이 백내장으로 0.6까지 떨어져도 시력이 떨어졌다는 것을 좀처럼 실감하지 못한다. 하루 만에 시력이 떨어지면 누구든지 안과로 뛰어가겠지만, 장기간 천천히 진행되기 때문에 알아차리기가 좀처럼 힘든 것이 노인성 백내장의 특징이다.

눈이 쉽게 피곤해지고, 저녁이 되면 눈이 침침하고 어른거리는 증상이 있고, 시력이 떨어졌다고 느끼는 사람은 서둘러 안과에서 검진을 받기 바란다.

녹내장

녹내장이란 안압이 높아지거나 시신경이 압박되어 시야가 좁아지는 병이다. 백내장은 수정체가 하얗게 탁해지는 증상 때문에 '백내장'이라는 이름이 붙었지만, 녹내장은 수정체가 녹색으로 변색되는 것이 아니다. 녹내장이 되면 각막이 부종을 일으켜 청록색으로 반사되는 데에서 명명되었다고 한다.

녹내장은 그대로 두면 실명에 이르는 아주 무서운 병이다. 일본의 중도실명 원인 1위이며, 40세 이상의 일본인 5%가 녹내장이라는 조사 결과도 있다. 심지어 대부분의 경우 자각 증상이 없다.

그런데 안압이 높아지는 이유는 무엇일까? '방수(房水)'는 눈 안을 순환하는 액체로, 모양체근에서 생산되어 각막과 수정체 사이를 흐른다. 그런데 어떤 이유로 방수의 생산량과 배출량의 균형이 무너지면서 안압이 높아지는 것이다. 그 결과 시신경이 장애를 입어 시야가 좁아진다.

한편으로, 일본에서는 안압이 정상 범위임에도 불구하고 녹내장 진단을 받는 환자가 전체 녹내장 환자의 약 70%를 차지한다는 조사 결과가 있다. 그러므로 안압이 정상이라고 해서 안심하면 안 된다. 검사에서 이상이 발견되었을 때에는 이미 많은 시신경이 타격을 입은 경우도 적지 않다.

현 시점에서 녹내장의 치료는 안압을 낮추는 것만이 의학적 근거가 있는 치료로 여겨진다. 안압을 낮춰도 완전히 원래 상태로 되돌릴 수는 없지만 진행을 늦추거나 방지할 수는 있다. 정상 안압의 녹내장이라도 안압을 더욱 낮춤으로써 진행을 늦출 수 있다.

치료법으로는 약물 요법, 레이저 치료, 수술이 있다. 이 모든 치료법의 목적은 안압을 낮추는 것인데, 녹내장의 유형이나 증상에 따라 치료 방침을 결정한다. 반복하지만, 일단 장해를 입은 시신경은 유감스럽게도 원래대로 되돌릴 수 없다. 하지만 초기에 녹내장을 발견한다면 실명에 이를 가능성은 많이 낮아진다.

녹내장은 초기에는 거의 자각하지 못한다. 간혹 눈이 쉽게 피로하고, 노안이 심해지고, 눈동자를 움직이는 데 위화감이 느껴진다면 미루지 말고 안과를 찾아가길 바란다. 그런 느낌을 무시하고 안과 진료를 늦추면 결과적으로 녹내장 발견이 늦어질 수 있다.

가령 황반변성

가령 황반변성은 예전에는 드물었지만 고령화와 생활 방식이 서구화되면서 급증하고 있다. 사물을 볼 때 중요한 작용을 하는 '황반'이라는 망막의 중심 부위가 나이가 들면서 장애가 생겨 시력이 저하되는 병이다. 가령 황반변성에 걸리면 사물이 일그러져 보이거나 중심부가 부옇게 보이는 증상이 나타난다. 특히 황반부의 중심에 있는 '중심와(中心窩)'에서 변성이 일어나면 시력이 현저히 떨어지고, 방치하면 실명에 이르기도 한다.

가령 황반변성은 '비삼출형(위축형)'과 '삼출형(滲出型)'이 있다. 비삼출형은 나이가 들면서 황반의 조직이 위축해 생기며, 천천히 변성이 진행된다. 유감스럽지만 현재로서는 치료법이 없고, 경과를 관찰하는 수밖에 없다. 단, 진행이 느린 만큼 급격한 시력 저하는 일어나지 않는다.

'삼출형'은 망막 아래에 있는 맥락막 쪽으로 신생 혈관이 생기는 유형이다. 이 혈관은 약해서 터지기 쉬운데, 만일 신생 혈관이 터져서 출혈을 일으키거나 혈액 속 성분이 새어 나오면 황반 부분에 부종이 생기는 등 손상을 입기 쉽다. 그러면 원래 보고자 하는 것이 잘 보이지 않게 된다. 삼출형의 치료에는 항VEGF 약물 치료, 광선역학 요법(PDT), 레이저 치료가 있다.

가령 황반변성은 남성에게 많이 발병하는 것이 특징이다. 흡연과 관계가 깊기 때문이다. 담배가 가령 황반변성의 위험성을 높인다는 것은 이미 많은 연구를 통해 명백해졌다. 컴퓨터나 스마트폰의 화면에서 나오는 블루 라이트의 영향도 크다고 여겨진다. 블루 라이트 차단 안경 혹은 선글라스를 써서 항상 블루 라이트에서 눈을 보호하자. 이와 같이 가령 황반변성은 '눈의 생활 습관병'이라고 불릴 정도로 생활 습관과 크게 연관되어 있다.

당뇨망막병증

신장염, 미세신경 장애와 더불어 당뇨망막병증은 당뇨의 3대 합병증의 하나다. 당뇨가 되면 망막의 모세혈관이 좁아지거나 고혈당에 의한 미세신경 장애, 대사 장애에 의한 눈의 합병증이 일어난다. 그 결과 시력 장애가 일어나고, 경우에 따라서는 실명하기도 한다.

당뇨망막병증은 몇 년에서 몇 십 년에 걸쳐서 진행된다. 진행 상황에 따라 단순 당뇨망막병증, 전증식 당뇨망막병증, 증식 당뇨망막병증의 3단계로 나뉜다. 초기에는 혈류 장애가 조용히 일어난다. 눈에 산소나 영양이 도달하지 않지만, 자각 증상은 별로 없다.

그다음 단계에서는 혈류 장애가 진행되어 모세혈관이 좁아지기 시작하므로 망막에 부종이 생긴다. 그래도 여전히 자각 증상이 없는 경우가 많다. 마지막 단계에서는 혈류 장애가 더욱 진행되어 마침내 혈관이 막히는데, 막힌 혈관을 사용하는 대신 망막에 신생 혈관이 만들어진다. 그런데 이 신생 혈관은 미숙해 터지기 쉬우며, 심지어 혈액을 조직으로 제대로 운반해 주지 못한다. 그래서 적절한 처치가 이루어지지 않으면 증식하며, 최종적으로는 중대한 시력 장애를 일으키고 만다.

마지막 단계에서 비로소 자각 증상이 나타나는데, 시력 저하나 비문증(눈앞에 까만 부유 물질이 보이는 증상)이 대표적이다. 상황에 따라서는 레이저 치료나 수술을 하지만, 병이 조용히 진행되면 자각 증상이 없어 치료를 받지 못하고 결국 실명할 수도 있다. 그렇게까지 상황을 악화시키지 않으려면 식사나 생활 습관을 개선해야 한다.

다시 한 번 말하지만, 당뇨망막병증은 당뇨의 합병증이

다. 혈당을 조절하는 것, 무엇보다도 당뇨에 걸리지 않는 것이 당뇨망막병증의 가장 좋은 예방법이다.

마흔에 시작하는 눈이 좋아지는 습관

초판 1쇄 인쇄 2019년 4월 10일
초판 1쇄 발행 2019년 4월 17일

지은이 히비노 사와코 · 하야시다 야스타카
옮긴이 위정훈
펴낸이 이범상
펴낸곳 (주)비전비엔피 · 이덴슬리벨

기획 편집 이경원 심은정 유지현 김승희 조은아 김다혜
디자인 김은주 이상재
마케팅 한상철 이성호 최은석
전자책 김성화 김희정 이병준
관리 이다정

주소 우) 04034 서울특별시 마포구 잔다리로7길 12 (서교동)
전화 02) 338-2411 | **팩스** 02) 338-2413
홈페이지 www.visionbp.co.kr
원고투고 editor@visionbp.co.kr
이메일 visioncorea@naver.com
인스타그램 https://www.instagram.com/visioncorea 아이디 visioncorea
포스트 http://post.naver.com/visioncorea

등록번호 제313-2007-000012호

ISBN 979-11-88053-51-3 12510

이 도서의 국립중앙도서관 출판예정도서목록(CIP)은 서지정보유통지원시스템 홈페이지(http://seoji.nl.go.kr)와
국가자료공동목록시스템(http://www.nl.go.kr/kolisnet)에서 이용하실 수 있습니다.(CIP제어번호: CIP2019010664)